Chakra Yoga

Entfalte deine innere Kraft!
Wie du mit wirkungsvollen Übungen für den Alltag deine Chakren aktivierst, Klarheit erlangst und positive Energie gewinnst

---

Priya Kumari-Richter

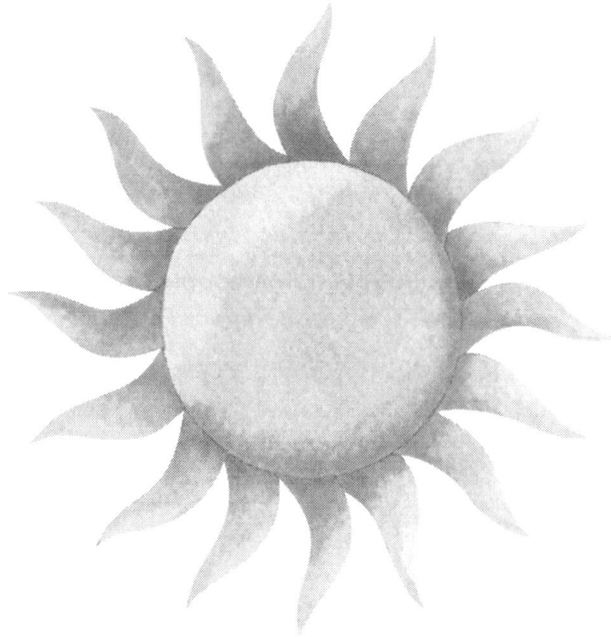

Druck: Amazon Deutschland oder Partner

Der Druck erfolgt in chlorfreier Tinte und das säurefreie Papier für den Innenteil des Buches wird von einem Anbieter mit Forest Stewardship Council-Zertifizierung bezogen. Alle Abfälle, die beim Drucken entstehen und sich im Büroalltag anfallen, werden ordentlich recycelt und verwertet. Zudem werden in der Zukunft weiterhin Prozesse stattfinden, um die Umweltfreundlichkeit zu versichern. Damit verpflichtet sich der Druckpartner Amazon und seine Partner dazu, seinen Teil zum Umweltschutz beizutragen.

Unser Verlag verzichtet zudem auf überflüssigen Schriftverkehr und wickelt alle Prozesse digital ab. Dies spart Ressourcen und schont die Umwelt!

ISBN: 978-3-949675-22-5

Chakra Yoga

Entfalte deine innere Kraft!
Wie du mit wirkungsvollen Übungen für den Alltag deine Chakren aktivierst, Klarheit erlangst und positive Energie gewinnst

Priya Kumari-Richter

Namaste
Verlag

Inhalt

Aus Liebe zur Umwelt verzichten wir auf viele Fotos & Farbdruck.

Entdecke deine spirituelle Seite

Was ist Chakra-Yoga?

Chakra-Yoga basiert in großen Teilen auf dem Kundalini Yoga, das einer der ursprünglichsten Yoga-Stile ist. Zur Aktivierung der Chakren eignet sich das Kundalini-Yoga am besten, weshalb es auch Yoga der Chakren genannt wird. In diesen „Uryoga" geht es um das Strömen der Lebensenergie, welche durch die 7 Energietore, den Chakren, in unserem Körper und unserer Seele fließt. Die Chakren kannst du dir wie Portale vorstellen, welche den feinstofflichen Energiefluss aus dem Außen zum Inneren bringen und dabei die Lebensenergie zum makroskopischen Körper und in die Seele transformiert. Unter „feinstofflich" wird in allen Lehren, welche sich mit Energiefluss befassen, die Lebensenergie, das seelisch und emotionaler bezeichnet. Makroskopisch sind alle Körperteile und Organe, welche eine klar erkennbare Form haben. Das Chakra-Yoga ist quasi das Yoga für die Aktivierung des feinstofflichen Energieflusses. Es reinigt und heilt auf der energetisch und somit auch auf der rein körperlichen Ebene und bringt diese in eine balancierte Einheit. Die Chakren stellen dabei zentrale Punkte dar, welche im Kundalini-Yoga besonders beachtet werden. Dies ist der Grund, weshalb wir im Buch häufig auf das Kundalin-Yoga als Grundlage für das Chakra-Yoga Bezug nehmen werden. Um wirklich effektiv und tiefgreifend Änderung in deiner Lebensqualität zu erzielen, nutzen wir die wunderbaren und mächtigen Übungen aus dem Kundalini-Yoga und verbinden sie sinnvoll zu einem ganzheitlichen Chakra-Yoga. Das macht die Wirkung der Übungen aus diesem Buch so effektiv. Du wirst schnell Veränderung bemerken und spüren, wie sich die Kraft und Energie in dir ausbreitet.

Du hast dich für dieses Buch entschieden und sicher einen ganz persönlichen Grund dafür. Vielleicht bist du auf der Suche nach deinem „wahren Ich", deiner ureigensten, spirituellen Identität? Stehst du vielleicht gerade am Scheideweg und möchtest endlich herausfinden, wer du sein könntest, wenn du all die angelernten Verhaltensweisen und gesellschaftlichen Zwänge außen vor lassen würdest, die dich behindern? Vielleicht möchtest du Heilung im Körperlichen, Seelischen, Geistigen erfahren?

Mit dem Chakra-Yoga und Kundalini-Yoga hast du das passende Werkzeug dafür gefunden. Es zeigt dir auf, wie du in deine Kraft kommen und deine Energie erwecken kannst. Dabei geht es nicht darum, etwas zu werden, was du nicht bist, sondern ganz im Gegenteil, der zu sein, der du sein könntest. Um diesen Weg zu gehen, verbindest du Meditation, Atmung, Bewegung und auch spirituelle Worte. Ein zentrales Element des Kundalini sind Mantras. Mantras sind kraftvolle Worte, welche die Energie aus dem Unterbewusstsein erwecken und dich seelisch stärken. Hier ist interessant zu wissen, dass die Schwingung mancher Laute einen Einfluss auf Chakren hat. Dazu später im Buch mehr. Das mächtigste zentrale Mantra des Kundalini-Yoga möchten wir dir aber gleich von Beginn an mit auf den Weg geben. Es lautet:

„Sat Nam"

Es steht für Wahrheit und Sein (Sat), Namen und Identität (Nam) und stellt genau diese Themen in den Mittelpunkt: Selbstfindung und das Erkennen des unsterblichen, inneren Kerns durch die Verbindung deines „wahren Ich" mit dem höheren Bewusstsein. Wir würden uns freuen, dich auf deiner Reise zu dir selbst begleiten zu dürfen.

„Sat Nam - Ich bin Wahrheit.
Wahrheit ist mein Name."

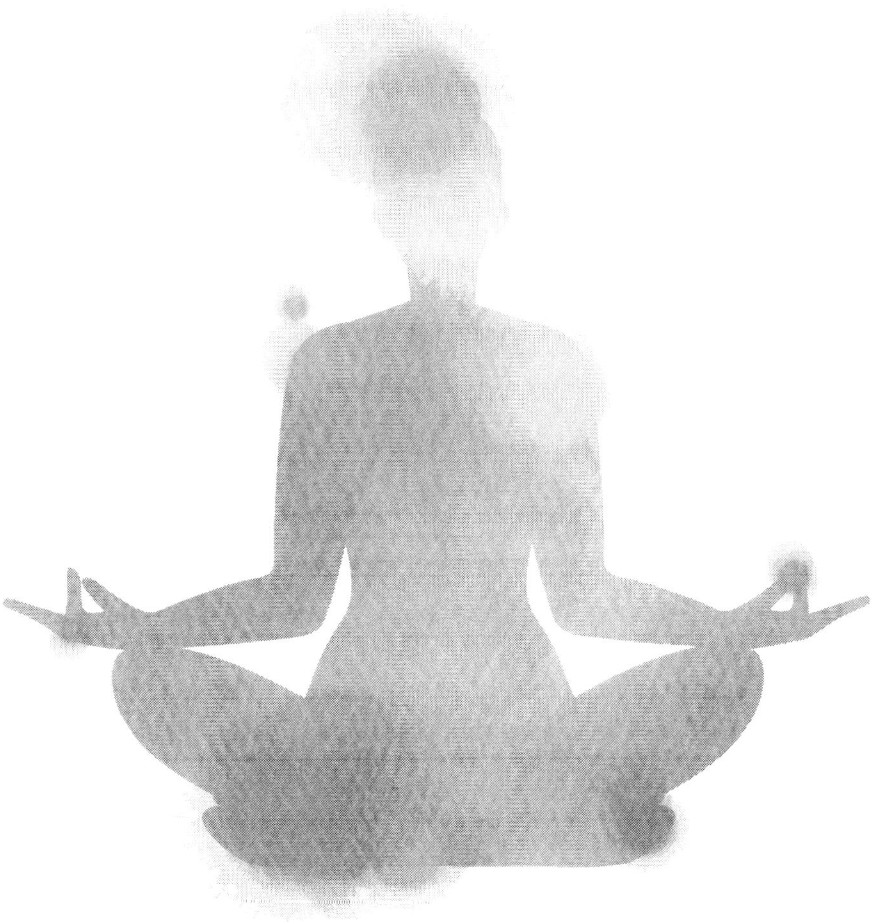

Kraft, Atem und Energie für die Chakren

Um den ganzheitlichen Weg zu höherem Bewusstsein, Weisheit und Kraft zu erlangen, werden im Chakra-Yoga alle Anteile des Seins stimuliert. Um die folgenden tiefergehenden Kapitel verständlich zu machen, werden dir hier diese Anteile aufgezeigt und kurz erklärt:

Körperarbeit: Asanas

Zentral ist die Körperarbeit. Der Körper ist das „Zuhause", das Fassbare, Materielle. In diesem fließen die Energien, die wiederum den Körper erhalten, ihn mit Bewusstsein, Spiritualität und Weisheit leiten. Daher ist ganz verständlich, dass die körperliche Arbeit ein wichtiges Element im Yoga allgemein einnimmt. Im Kundalini Yoga speziell werden viele Übungen, oft schnell und kraftvoll ausgeführt. Die dynamische, kraftvolle Arbeit aktiviert den Energiefluss besonders in den Chakren bringt Stärke und Durchhaltevermögen gegenüber äußeren und inneren Widerständen. Daher findest du viele dieser kraftvollen, dynamischen Übungen in diesem Buch.

Asanas sind hingegen Positionen, welche länger gehalten werden. In ihnen ist natürlich auch Bewegung möglich. Manche Asanas eignen sich ganz besonders, bestimmte Chakren zu energetisieren. Diese erfährst du später im Praxisteil. Ein Beispiel hierfür ist das Asana Kind, welches speziell das Wurzelchakra stimuliert.

Atemtechnik: Pranayama– Hauch der Energie

Die geführte Atemtechnik, das „Pranayama", gehört ebenfalls zu den wichtigen Elementen des Chakra-Yoga. „Prana" ist die Energie und „Ayama" die Kontrolle. Hier geht es darum, die Kraft des Atemflusses zu entfalten und positiv zu nutzen.

Durch die bewusst gesteuerte Atmung findest du zu deinen tief vergrabenen Emotionen und zu den Bewußtseinsebenen. Der Atemfluss aktiviert die Energiebahnen und das Schwingen der Chakren löst deren Blockaden und bringt dich in Verbindung mit deinem „Ich". Der aktive Atemfluss schafft Entspannung und das Loslassen von negativen Beeinflussungen.

Meditation, Mudras und Mantras

Mantras sind heilige Wortverbindungen, welche tiefe Bedeutung für dein Unterbewusstsein aber auch für das geistige Setting bringen. Sie wirken auf der feinstofflichen, emotionalen Ebene. Diese Wortverbindungen oder Sätze werden mindestens drei Mal oder über den Zeitraum einer Übung wiederholt. So geht der Inhalt tief in das Sein über.

Mantras werden im Chakra- und Kundalini Yoga vor jeder Übungseinheit oder einer Kriya eingesetzt. Dieses rituelle Handeln beruhigt und fokussiert den Geist für die kommende Aktivität. Auch werden die Mantras als Meditation in einer Yogahaltung genutzt. Sie dienen im weltlichen Sinn als Anker für unseren Geist, um im Hier und Jetzt zu bleiben und nicht in Gedankenströmen abzudriften. Sie unterstützen dich also, fokussiert zu bleiben. Für den spirituellen Weg verbinden sie deine Energie mit der dich umgebenden Energie. Praktizierst du in der Gruppe, kannst du dir das in der bildhaften Sprache der Yogi-Meister so vorstellen, dass sich die Energien im Raum wie eine goldene Kette verbinden.

Ein weiteres heilendes Element der Chakren sind die Mudras. Dies sind differenzierte Handpositionen mit spiritueller Bedeutung. Jedes Mudra hat seine ganz spezifische Wirkung auf den Körper und die Lebensenergie. In den Händen befinden sich zusätzlich alle Chakren des Körpers und haben bei ihrer Aktivierung einen heilenden Einfluss auf den gesamten Körper. Das erklärt die Kraft dieser spirituellen Handpositionen, welche wir in unseren Übungen des Chakra-Yoga einsetzen.

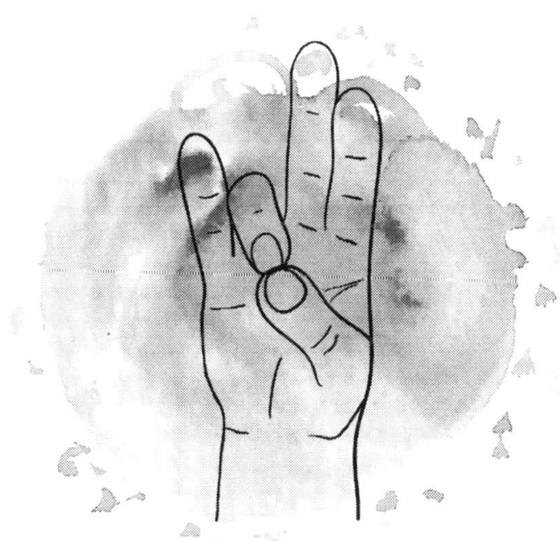

Die Meditation, also der gezielte spirituelle Weg, ist ebenfalls ein mächtiges Element des Chakra-Yoga. In den Meditationen werden häufig Mantras und Mudras kombiniert. Die verschiedenen Meditationen haben immer ein spezielles Thema und Ziel. Meditationen und Mantras helfen dir, dich rundum zu stärken. Du wirst dich nach jeder Chakra-Yoga-Sitzung bewusster und kreativer fühlen.

Kriya

Festgelegte Handlungsabläufe für die energetische Reinigung und den spirituellen Weg zu der vollkommenen Weisheit werden im Kundalini Yoga als Kriya bezeichnet. Es sind Abläufe von Bewegungen verbunden mit Atemtechniken (Pranayama), Mudras und Mantras. Diese nutzen wir ebenfalls für das Chakra-Yoga.

Von den alten Meistern sind einige berühmte Kriyas überliefert. Sie werden in genau festgelegten Abläufen praktiziert, um ganz bestimmte Ziele zu erreichen. Ein Beispiel ist die berühmte Subagh Kriya, welche Fülle und Glück aktiviert. Eine genaue Anleitung dazu findest du im Anhang.

Lebensenergie: Kundalini und die Energieschwingung der Chakren

Kundalini bezeichnet die Lebensenergie im Gesamten. Sie wird in der yogischen Lehre als Prana bezeichnet. In unserem Köper strömt Energie entlang der Hauptenergiebahnen und weiter in den vielen kleinenverästelten Bahnen, den Nadis. Hauptportale für die feinstofflichen Lebensenergie sind die Chakren, um die es hier hauptsächlich geht. Dennoch ist es wichtig, die weiterlaufenden Zusammenhänge zu verstehen. Die Lebensenergie kann, wenn sie aktiv ist, von der Basis (dem Wurzelchakra) bis zum Kronenpunkt und weiter in die Aura fließen. Dies wird im Kundalini-Yoga mit einer Schlange verbildlicht, welche sich um die Wirbelsäule vom Wurzelchakra, der Sitzbeinregion, bis zum Scheitelpunkt windet. Entlang dieser von unten nach oben ziehenden Energiebahn liegen wie die Perlen einer Kette die 7 Chakren, welche durch ihre Schwingung feinstoffliche Energie verteilen, diese beschleunigen oder bei Blockaden auch bremsen. Im Chakra-Yoga geht es primär um das Ziel, die in uns schlummernde Lebensenergie zu erwecken und die Chakren in eine kräftige und energetisierende Schwingung zu bringen. Kann die Lebensenergie in den Bahnen frei fließen und schwingen die Chakren, kommen wir zu tiefer Weisheit, Bewusstsein und körperlicher Gesundheit. Wir erlangen Verbindung mit uns und unserer Wahrheit. Die Meister sprechen hier von Erleuchtung. Im weltlich geprägten Raum könnte man es mit tiefer innerer Kraft und Stärke inhaltlich ausdrücken.

Wie wirkt das Chakra-Yoga? Was macht es mächtig?

Chakra-Yoga ist nicht nur ein Mittel, die Energien des Körpers ins Fließen zu bringen, sondern auch ein ganzheitlich orientiertes Körpertraining, das den Stoffwechsel anregt und den Bewegungsapparat geschmeidig hält. Somit aktiviert es den makroskopischen Körper und die feinstoffliche Energie, Prana. Die Beweglichkeit des Körpers und seine Flexibilität werden durch die endgradigen Positionen und dynamischen Bewegungen stetig ausgebaut.

Im Detail kommt es zu einem Mobilisieren der Faszien, der Gelenke und der Muskulatur. Die Bewegungen bewirken eine Verbesserung der Kraft und bringen dir ein tiefes Wohlbefinden. Beschwerden durch Immobilität in den Geweben können durch das regelmäßige Praktizieren zur Heilung gebracht werden. Es lösen sich somit auch physische Blockaden auf. Der makroskopische Körper wird mobilisiert und kommt in den Austausch mit den feinstofflichen Energien aus den Chakren. Ganzheitliche Heilung kann so mit der Schwingung der Chakren auch in den Organen erfolgen.

Entspannung mit dem Nervus vagus

Die Praxis des Chakra-Yoga beeinflusst unseren gesamten Körper mit all seinen Systemen positiv. Hier ist interessant zu wissen, dass die Wirkung vieler Asanas heute auch wissenschaftlich begründet werden kann. Die Atemtechniken trainieren zum Beispiel das Zwerchfell, welches eng mit dem Nervus vagus, dem beruhigenden Anteil des Nervensystems, verbunden ist. Das Schwingen des Kehlkopfes während des Singens oder Brummens der Mantras stimuliert über die dort laufenden Hirnnerven ebenfalls Anteile des Nervus vagus. Diese Aktivierung bringt im Nervensystem Entspannung und baut negativen Stress ab. Daher ist gerade das Chakra-Yoga in unserer Zeit ein wirksames Mittel, mit sich im Einklang zu leben und einen Ausgleich zu vielen äußeren Einflüssen zu schaffen.

Im Folgenden möchten wir dir noch einige weitere Beispiele nennen, welche die Kraft und Wirksamkeit des Chakra-Yoga unterstreichen:

Chakren aktivieren und Blockaden abbauen

Das Chakra-Yoga aktiviert und reinigt die sieben Energiezentren und die Nadis. Du kannst dir diese als unsichtbaren Energiebahnen vorstellen, die alle Systeme und Organe rund um die Uhr mit Energie versorgen, selbst wenn sie an manchen Stellen anfangs noch blockiert sind. Den sieben Energiezentren (Chakren) ist noch ein eigenes Kapitel gewidmet. Die Lebensenergie sollte im Idealfall hier frei fließen. Zur Aktivierung dieser Chakren findest du hier im Buch jeweils spezifische Übungen, um genau dort Heilung stattfinden zu lassen und sie zu harmonisieren. Besondere Blockaderegionen werden Granthis genannt. Vor allem im Becken, in der Herzgegend und an der Stirn liegen sehr oft Energieblockaden, bzw. Knoten. Daher gibt es im Chakra-Yoga zum Lösen dieser Energieknoten bestimmte Übungen (Asanas). Auch hier ist wieder das Ziel, die Lebensenergie frei fließen zu lassen.

Energie und Wohlbefinden

Die vielfältigen Übungen zur Reinigung unserer Energiebahnen und zur Aktivierung unserer Chakren bewirken ein tiefes Gefühl von Wohlbefinden, Harmonie und Gesundheit. Wir fühlen uns wohl in unserem Körper und spüren, wie sich mit fortschreitender Praxis eine innere Kraft entfaltet, die unglaubliche Energien in uns freisetzt. Diese Kraft ist von Geburt an in uns vorhanden. Durch das Praktizieren des Chakra-Yoga kannst du dein Energiepotential aktivieren und zum Fließen bringen.

Die Lebensenergie, Prana befindet sich bei vielen Menschen zunächst im schlafenden Zustand. Wenn du die Person werden möchtest, die du sein könntest, musst du sie erwecken. Dafür müssen wir jedoch unser volles energetisches

Potenzial entfalten. In der Vorstellung der Yoga-Meister ruht die Lebensenergie in Form einer Schlange in unserem Wurzelchakra. Wird diese Energie erweckt, beeinflusst sie unser ganzes Sein, löst die Blockaden und harmonisiert den physischen und den energetischen Körper. Anzeichen für ein blockiertes oder schwaches Energiesystem können vielfältig sein. Die Energieschwäche äußert sich in körperlich-organischen Beschwerden aber auch in seelischen und emotionalen Dysbalancen und Problemen.

Hier einige häufige Beispiele für Blockaden: Mangelndes Selbstvertrauen, schwache Persönlichkeit, Desinteresse, Energiemangel, fehlende Motivation, Infektanfälligkeit, Verdauungsprobleme, Hautprobleme, Beschwerden im Bewegungsapparat.

Offen für neue (alte) Wege

Bei den meisten Yoga-Arten, die heute unterrichtet werden, geht es vielfach um Fitness, Gewichtsverlust durch Schwitzen oder um gutes Aussehen. Natürlich kommt auch ein gewisser spiritueller Hintergrund zum Tragen, der ursprünglich alle Yoga-Stile begleitet hat. Die Praxis des Chakra-Yoga und des Kundalini Yoga, das auch als „Yoga des Bewusstseins" betrachtet wird, ist dagegen für viele Praktizierende in erster Linie ein Weg, mit sich selbst und ihrer Lebensenergie in Kontakt zu kommen. Mithilfe dieser uralten spirituellen Praxis aus Indien wollen sie bewusster werden und ihre natürliche Körperkraft und Energie erwecken. Dabei hilft die Kombination von aktiven und passiven Übungen. Die bereits erwähnten Praktiken wie Kriyas, Atemübungen, Meditationen, einzelnen Asanas und Mantras wechseln sich ab oder werden miteinander kombiniert.

Das Prana, das heißt die Lebensenergie des Körpers, besonders das Schwingen der Chakren, wird durch die Asanas aktiviert und kommt in Aktivität, wobei die bereits erwähnte bewusste, tiefe Atemführung im Mittelpunkt steht. Damit die Yoga-Praxis ihre volle Wirkung entfalten kann, ist eine gewissen Offenheit für spirituelle Themen hilfreich. Doch auch wenn du in anderen westlich dominierten Glaubensätzen verhaftet bist und spirituellen Wirkungen und Energiearbeit wenig abgewinnen kannst, lohnt es sich, Kundalini und den Chakren mit einer offenen Unvoreingenommenheit zu begegnen. Spüre deine eigene Anspannung und deine Entspannung, deinen Atem und deine Kraft. Öffne dich für den freien Fluss deiner Lebensenergie, dem Prana in dir.

Erwecke die Energie der Chakren in dir und verbinde dich mit deiner inneren Kraft

Wie mächtig und kraftvoll die Aktivierung der Chakas ist, nimmst du erst mit der Zeit wahr, wenn du die Meditationen und Übungen regelmäßig ausführst. Zu Beginn hilft es dir, ein wenig Geduld mit dir und deinem Körper zu haben. Ein wenig Disziplin und Durchhaltevermögen, gerade am Anfang werden garantiert belohnt. Du wirst schon nach kurzer Zeit spüren, wie sich dein Körperempfinden verändert. Mit fortschreitender Erfahrung und zunehmender Reinigung deiner Energiekanäle wird es dir möglich sein, dem Energiefluss in diesen unsichtbaren Kanälen, den Nadis und dem Schwingen der Chakra zu folgen. Ungeahnte Kräfte werden in dir aufsteigen, die du so vorher nicht in dir vermutet hättest und die dich bei deinen täglichen Aufgaben unterstützen.

Wie beginnst du konkret?

Beginne am besten mit einem täglichen kurzen Set von 10 bis 15 Minuten. Durch die kurze Zeit wirst du motivierter sein durchzuhalten und die Ergebnisse spornen dich sehr schnell an weiterzumachen.

Wenn du allein praktizierst, gehe in dich, welches Thema dich im Moment am meisten bewegt oder blockiert. Hierfür suche dir eine Übungsreihe und Meditation aus dem Buch heraus und bleibe etwa 3 Wochen bei diesem Set. Nun kannst du nach und nach Asanas dazu setzen oder je nach Lebenssituation eine neue Übung wählen.

Starte deine Sets, indem du deine Hände fest aneinander reibst. Bringe nun deine Hände in der Gebetshaltung vor die Brust und starte mit dem Mantra

„Ong namo guru dev namo."

Das Mantra bedeutet:

„Ich begrüße die kosmische Schöpferkraft und den erhabenen Weg, der mich vom Dunkel ins Licht führt."

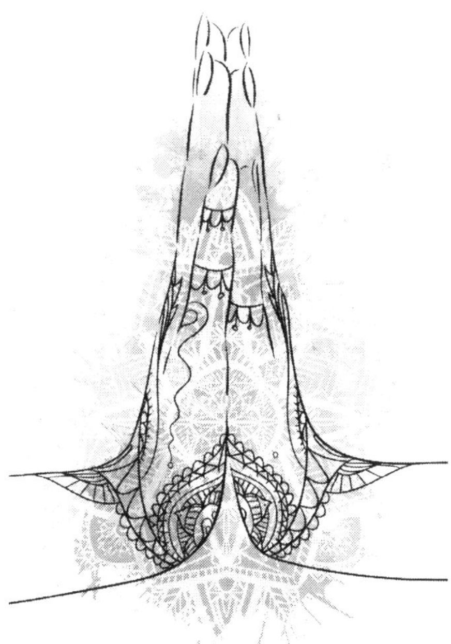

Diese Worte verbinden dich mit deiner Energie. Indem du sie begrüßt, lädst du sie ein, sich zu entfalten. Gleichzeitig bedankst du dich für den Weg, der dich vom Dunkel ins Licht führt. Oder anders gesagt: Du bedankst dich für die dir selbst innewohnende Weisheit, die du ebenfalls begrüßt und somit einlädst, sich zu entfalten. Das Mantra wird meist gesungen. Du kannst es aber auch innerlich sprechen.

Erst nachdem du dieses Mantra mindestens drei Mal „gechantet" hast, gehst du in die Übungsreihe. Der Begriff „chanten" bedeutet so viel wie rezitieren und wird im Yoga für das Mantra-Singen oder -Sprechen genutzt.

Während des Praktizierens bleibe mit deiner Wahrnehmung ganz bei dir. Spüre in dich hinein und beobachte genau alle Empfindungen, körperliche wie seelische. Schalte sämtliche Gedankenkreisel und Alltagsgedanken ab. Kommen doch einmal diese Gedanken auf, dann nimm sie kurz wahr und lass sie los. Lasse sie sogar bildlich ziehen. Über das Praktizieren der Asana-Abfolgen, der Kriyas, bringst du nun die Energien in den Chakren und den weiterlaufenden Bahnen zum Fließen.

TIPP: Beckenboden anspannen!

Während der Arbeit in den Kriyas, Asanas und im Pranayama soll oft das „Mula Bandha" gespannt werden. Damit ist die Spannung der Beckenbodenmuskulatur gemeint. Wörtlich übersetzt heißt Mula Bandha „Wurzelverschluss". Der Idee des Yoga zufolge verbindet er dich mit der Erdenergie und hält gleichzeitig den Energiefluss bei dir. Mehr dazu, wie du deinen Beckenboden mit einbeziehst, erfährst du zu Beginn der Asanas zum Aufwärmen.

Welche Auswirkungen hat Chakra-Yoga auf dich und deinen Körper?

Was passiert in unserem Körper, wenn wir üben?

Die Körperarbeit konzentriert sich besonders auf die Wirbelsäule, wo Nerven alle Teile unseres Körpers miteinander verbinden, von Kopf bis Fuß. Vor allem die Atemübungen, das Pranayama, harmonisiert den gesamten Stoffwechsel und die Lebensenergie. Der Atem fließt durch dich hindurch und kehrt zurück im natürlichen Kreislauf. Wenn unser Atem frei fließen kann, ist die zentrale Sauerstoffzufuhr des Körpers gewährleistet. Auch das Gehirn wird deutlich besser durchblutet und ist zu mehr Leistung, Wahrnehmung und Erleben fähig, als im Normalzustand ohne die Atemübungen. Wir erkennen Möglichkeiten und Wege, die uns vorher nicht eingefallen wären und können Entscheidungen treffen, die uns zu unseren echten Zielen führen. Unsere innere und äußere Haltung verändert sich.

Dein Leben kommt in Bewegung

Über die Aktivierung der Chakren, deren Funktion du in einem späteren Kapitel noch genauer kennenlernen wirst, beginnt sich deine Wahrnehmung des Lebens zu verändern. Wie kleine Kraftwerke leiten sie den Energiefluss durch deinen Körper und verteilen die Energie von Chakra zu Chakra bis in die feinsten Verästelungen der Energiekanäle im Tiefengewebe und zu den Organen. Während der Arbeit mit dem Chakra-Yoga lösen sich Blockaden im Körper. Deine Gedankenstrukturen und dein tiefes Bewusstsein wandeln sich zum Positiven. Je ungehinderter die Energie fließen kann, desto bewusster wird deine Selbstwahrnehmung. Du siehst andere Menschen und die Welt ohne die gewohnte Brille und hast dennoch einen klareren Blick. Überholte Strukturen lösen sich auf, festgefahrene Paradigmen, Gedankenmuster, die deine Entscheidungen seit der Kindheit beeinflusst haben, verlieren ihre Macht über dich. Dein Leben kommt in Bewegung. Du findest zu deiner ureigenen Weisheit und Lebensenergie. Durch diesen Prozess kannst du klarer Entscheidungen treffen, deine Ziele verfolgen und für dich Gutes von Negativem abgrenzen.

Den Geist beruhigen und heilen

Chakra-Yoga gibt unserem Bewusstsein die Chance zur Entwicklung auf allen denkbaren Ebenen. Durch das Aktivieren der feinstofflichen Energie über die Chakren erfahren wir Heilung auch in den Bewusstseinsebenen und im seelisch- emotionalen. Die zusätzlichen Meditationen helfen dabei, unseren endlosen Gedankenfluss zu verlangsamen und schließlich zu stoppen. Der Geist kann sich erholen und sich auf das Wesentliche konzentrieren.

Anders als viele andere Yoga-Arten wie das Hatha Yoga, die zum Beispiel statische Dehnungsübungen nutzen, um Blockaden seelischer und körperlicher Art zu lösen, geht es beim Kundalini Yoga, auf dem das Chakra-Yoga stützt, vor allem um dynamische Bewegungen. Sie sollen unseren mentalen Widerständen entgegenwirken. Das Kundalini Yoga, das als authentischste Yoga-Art gilt, nutzt neben dynamischen Yoga-Übungen und den weiter oben erwähnten Techniken auch Visualisierungen und Chanting sowie die verschiedenen Posen, die wie alle anderen Praktiken in einem späteren Kapitel genauer erklärt werden. Wie schon erwähnt, nutzen wir viele sehr hilfreiche Elemente des Kundalini-Yoga hier in unserem Chakra-Yoga Buch. Einerseits, weil das Kundalini grundlegend die Chakren beeinflusst und andererseits weil diese Praktiken extrem effektiv sind, um wirklich spürbare Heilung und Kräftigung zu erfahren. Aus langjähriger Erfahrung hat sich dieses Vorgehen in der Praxis als wirkungsvollstes herauskristallisiert.

Neue Wege und Möglichkeiten tun sich auf

Mithilfe des Übungspakets in diesem Buch lösen sich schrittweise Blockaden in allen Bereichen, körperliche, seelische und geistige. Die freiwerdende Energie kann ungehindert durch die Chakren und deine Energiekanäle, die Nadis, fließen. Du nimmst wahr, wie sich dein Körper mit deinem Geist verbindet und erfährst mit fortschreitender Praxis die Entwicklung der überwältigenden Kraft deines Selbst. Mit der Auflösung alter Gedankenmuster ergeben sich in deinem Leben völlig neue Möglichkeiten und Ideen. Dein Mut zur Veränderung steigt an und deine wachsende Kreativität versetzt dich in die Lage, neue Wege zu finden, deine Ideen umzusetzen.

Körper und Geist, Mensch und Natur werden eine Einheit

Beim Chakra-Yoga geht es im Grunde genommen um die Einheit von Körper, Geist und Seele und darum, sich seiner selbst bewusst zu werden. Auch der Kreislauf des Lebens und die organisch-spirituelle Verbindung der Geschlechter als Einheit sind Thematiken des Chakra-Yoga. Sie lassen sich nur über die Einheit von Körper und Natur erfahren. Während der körperlichen Vereinigung sollen Körper und Geist idealerweise als eins empfunden werden, also im Einklang miteinander stehen.

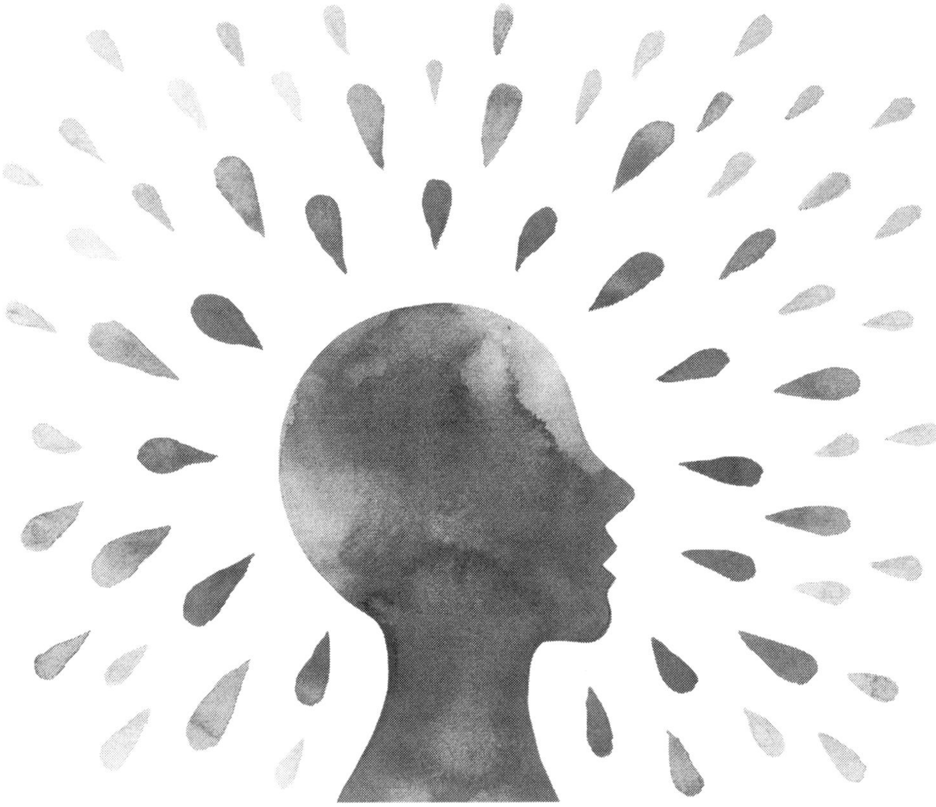

Gerade in der heutigen Zeit mit all ihren Herausforderungen zieht die Praxis des Chakra-Yoga viele in sich zerrissene Menschen an, die das Bedürfnis haben, sich wieder ganz zu fühlen in einer Welt, die extrem unsicher geworden ist.

Wenn wir regelmäßig Chakra-Yoga praktizieren, kommen alle Körper- und Geistsysteme in Balance. Dabei unterstützen uns die Meditationen, Affirmationen, Mudras und Mantras, indem sie unsere Gedanken umstrukturieren. Schritt für Schritt verliert das Ego an Einfluss und wir bewegen uns hin zu unserem höheren Selbst, fast so, als würden wir unseren inneren Computer umprogrammieren und uns dabei von überkommenen Strukturen und Programmen lösen, die uns bisher bei der Weiterentwicklung behindert haben. Die dabei stattfindende innere Reinigung der Energiebahnen und die Aktivierung der Chakren ermöglicht der Prana-Energie, ungehindert zu fließen. Unser Bewusstsein verändert sich und die innere Kraft, die nun nicht mehr blockiert ist, kann sich frei entfalten. Wir nehmen selbst subtile energetische Bewegungen in unserem Körper wahr. Bestimmte Meditationsübungen helfen uns dabei, die Prana-Energie in jede Richtung zu lenken, die unsere Aufmerksamkeit und erfordert.

Neben der Auflösung von energetischen Blockaden, Stressabbau und Entspannung auf allen Ebenen bringen die Übungen zahlreiche gesundheitliche Vorteile mit sich:

Spezifische Probleme und positive Auswirkungen im Detail

Chakra-Yoga kann sehr gut gezielt für spezifische Probleme eingesetzt werden. Allgemein kommt es durch die Praxis des Chakra-Yoga zum Aktivieren des Stoffwechsels und der Dynamik des Körpers. Die geistige und seelische Arbeit in den Mantras und Meditationen harmonisieren den Geist und beruhigen das Nervensystem. Die Selbstheilungskräfte des Organismus werden auf allen Ebenen aktiviert. Negativer und toxischer Stress werden bildlich kanalisiert und ausgeleitet.

Im Folgenden kannst du einige Beispiele für spezifische Probleme und konkrete Lösungsansätze finden.

Auflösung von Einschlaf- und Schlafstörungen

Beruhigende Kriyas und abendliche Meditation lassen Entspannung und Ruhe einziehen. Das abendliche Ritual stellt den Körper auf Ruhe ein. Es werden die entsprechenden Hormone, wie das Melatonin ausgeschüttet. Du kommst somit zu einem gesunden Schlaf- und Wachrhythmus. Empfehlungen dazu findest du im Schlusskapitel dieses Buches.

Stress- und Spannungsabbau, kein Zähneknirschen mehr

Anspannung und Stress äußern sich auf unterschiedliche Art und Weise. Dass diese mit Yoga abnehmen, lässt sich beispielsweise ganz einfach am Zähneknirschen beweisen. Praktizierende, die früher damit Probleme hatten, konnten diese mit Yoga bewältigen.

Drüsen und Organe werden angeregt – Entgiftung

Durch das dynamische Bewegen mit verstärkter Atmung kommt es zu einem deutlich verbesserten Stoffwechsel. Einen besonderen Einfluss hat das Praktizieren mit Chakra-Yoga auf die Verdauungstätigkeit, die Leberfunktion und die Nierentätigkeit. So unterstützt du die Reinigung und Entgiftung deines Körpers. Auch die Schilddrüse und der Uterus werden besser durchblutet und können damit ihre Funktion verbessern. Menstruationsbeschwerden können durch die dynamischen Beckenbewegungen ebenfalls positiv reguliert werden.

Flexibilitätssteigerung

Die Beweglichkeit der Gewebe und ihre Geschmeidigkeit wird mit Chakra-Yoga maßgeblich verbessert. So können Beschwerden im Bewegungsapparat durch das selbstwirksame regelmäßige Praktizieren beseitigt werden. Hier kannst du besonders Probleme mit der Wirbelsäule, den Hüftgelenken und auch den Schultergelenken in Luft auflösen.

Gesundes Körpergefühl

Du fühlst dich in deinem Körper wohl und stark. Die veränderte Beweglichkeit, deine neue Wahrnehmung für dich selbst und die seelische Gelassenheit bringen dich zu einem neuen positiven Empfinden für dich selbst.

Harmonisches Drüsensystem

Durch das Anregen des Organstoffwechsels und die positive Stimmungsveränderung kommt es zum Harmonisieren der hormonproduzierenden Organe.

Harmonisches Nervensystem

Unser Nervensystem ist so hoch komplex, dass es ein eigenes Buch bräuchte, um die vielfältigen Wirkungen zu nennen.

Ganz besonders stark wird der Nervus vagus angeregt, welcher für Ruhe und Entspannung zuständig ist. Doch auch andere Nerven werden durch die regelmäßige Bewegung positiv angeregt. Entzündungen und Nervenschmerzen durch Immobilität kannst du so vorbeugen. Hier ist besonders der Nervus ischiadicus im hinteren Oberschenkel zu nennen und das Freihalten des Karpaltunnels.

Verbesserte Körperwahrnehmung

Die Sensibilität für den eigenen Körper geht signifikant nach oben. Das Körpergefühl wird quasi auf ein neues Level gehoben. Studien haben nachgewiesen, dass Yogis eine deutlich bessere Körperwahrnehmung besitzen.

Kontrolle über das Hunger- und Sättigungsgefühl

Durch die geschulte Körperwahrnehmung werden Geschmack, Geruch und Aussehen von Speisen intensiver erlebt. Auch Hunger und Sättigung sind besser bewusst. Ein unangenehmes Völlegefühl oder Übergewicht können so ebenfalls vermieden werden.

Kreativitätssteigerung

Die Hirnhälften werden durch vielfältig rechts-links-verbindende Bewegungen vernetzt und somit die Konzentration und die Kreativität gefördert. Deine Arbeitsleistung und Produktivität, aber auch deine geistige Energie steigern sich deutlich mit dem Chakra-Yoga.

Selbstwert, Mut und Gelassenheit

Mit Chakra-Yoga steigerst du deine innere Stärke. Du bist dir deiner selbst bewusst, nimmst dich positiv wahr, dich selbst ganz und gar an und entwickelst dich weiter. Nicht nur dein Körper, sondern auch deine Selbstwahrnehmung und dein Bewusstsein profitieren davon.

Verbesserte Lebensqualität

Insgesamt wirkt sich das regelmäßige Praktizieren auf eine höhere Lebensqualität aus. Energie, Kreativität und Leistung nehmen zu, aber auch Genuss und Wohlbefinden.

Bewusstseinserweiterung

Hier geht es um das Öffnen des Geistes für neue Erfahrungen. Durch das Praktizieren des Chakra-Yoga kann das Bewusstsein deutlich erweitert werden, nicht zuletzt auch in Bezug auf mehr Spiritualität im Leben.

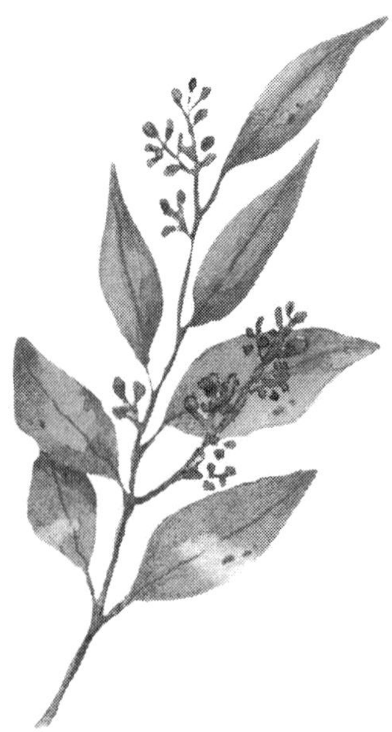

Regelmäßigkeit als Schlüssel zum Erfolg

Negative Einflüsse abwerfen

Es stehen sowohl der Körper als auch der Geist im Fokus. So kommt es, dass wir im Verlauf unserer Yoga-Praxis nicht selten unserem inneren Kritiker begegnen. Der Stimme, die uns aus der Summe unserer in der Kindheit übernommenen Glaubenssätze immer wieder mit den Dingen konfrontiert, denen wir so gerne entkommen möchten, weil sie uns an unserer freien Entfaltung hindern. Diese innere Stimme bombardiert uns während der Übungen oft mit all dem Negativen, das wir innerlich mit uns herumtragen.

Normalerweise verdrängen wir Ohnmachtsgefühle und Emotionen wie Angst und Wut gerne, wenn sie in uns aufsteigen. Wenn sie uns jedoch beim Chakra-Yoga überschwemmen, erlauben wir ihnen, an die Oberfläche zu kommen und dort zu bleiben. Die Chakren sorgen dafür, dass unsere Energien wieder frei fließen und unser Prana sich so verteilt, dass wir mit uns selbst im Reinen sein können. Dann schaffen wir es auch, uns all dem Negativen zu stellen, daran zu wachsen und letztendlich alles abzuwerfen und zu begraben, was uns an unserer weiteren Entwicklung hindert. Wir spüren, wie uns die Lebensenergie durchfließt und nährt. Wir empfinden Mut zur Veränderung und Freude am Leben und daran, lebendig zu sein.

Die Voraussetzung für den Erfolg ist die regelmäßige Übungs-Praxis. Wenn wir spüren, wie unsere verhaltene Wut, Aggression und Hilflosigkeit produktiveren Gefühlen wie Freude und Mut jeden Tag ein wenig mehr Platz machen, stellt sich ein Gefühl ruhiger Gelassenheit ein. Wir werden toleranter und offener anderen Menschen, Situationen und auch uns selbst gegenüber.

Wir spüren zudem, wie sich in uns eine ungewohnt starke Kraft entfaltet, die auf körperlicher und mentaler Ebene wirkt. Diese starke Energie war tief verborgen schon immer ein Teil von uns, aber wir haben sie nicht genutzt. Die Chakra-Übungen helfen uns dabei, sie zu entdecken und freizusetzen.

Bei regelmäßiger Praxis des Chakra-Yoga meldet sich auch die Stimme der Intuition lauter, die vorher von unserem inneren Kritiker so häufig übertönt worden war. Wir werden uns dessen bewusst, was sie uns sagen will. Wir verstehen und erleben durch die Praxis, was wir in unserem Leben wirklich brauchen, was wichtig ist, und was wir zu unserem eigenen Besten hinter uns lassen sollten.

Für jeden geeignet, der dafür offen ist

Für wen ist Chakra-Yoga geeignet? Da wir uns viel auf das Uryoga Kundalini beziehen, Werfen wir für diese Frage einen Blick auf dessen alte Schriften. Laut einer Übersetzung aus dem Sanskrit ist Kundalini Yoga ein Yoga-Stil für Menschen, die ein „normales" Leben führen. Er wird auch als „Haushälter" bezeichnet. Diese Yoga-Art wendet sich nicht an eine spezielle Zielgruppe, wobei Offenheit für spirituelle Fragen und Wachstum sehr hilfreich sind. Wer damit überhaupt nichts anfangen kann, wird sich möglicherweise mit der einen oder anderen Lehre von Yogi Bhajan schwertun. Dennoch ist jeder Interessierte auf der Suche nach Entspannung, körperlicher Fitness, Gelassenheit und emotionaler, sowie seelischer Kraft willkommen.

Jeder kann die Übungen ausführen, selbst wenn er nicht in der besten körperlichen Verfassung ist. Auch Altersbeschränkungen gibt es nicht. Wenn du unsicher bist, kannst du aber noch mit deinem Arzt abklären, welche Übungen für dich geeignet sind, und bei welchen du vielleicht vorsichtiger vorgehen solltest.

Vielleicht hast du dich gerade deshalb für das Chakra-Yoga entschieden, weil du dich in einer besonders herausfordernden Phase deines Lebens befindest oder unter Beschwerden leidest und diese heilen möchtest. Dann taste dich mit den Kriyas und Asanas langsam heran. Nutze anfangs einfache Positionen und steigere diese nur etwa alle drei Wochen. So lange benötigen der Körper und der Geist, um sich an Neues anzupassen und Veränderung herbeizuführen. Heilung ist ein Prozess, den du aktiv begleiten kannst.

Generell gilt: Jeder Praktizierende geht nur so weit, wie es seine Kondition erlaubt. Er übt im eigenen Rhythmus und im eigenen Tempo. Jeder Mensch hat seinen ganz individuellen Entwicklungsstand, körperlich und geistig, und übt entsprechend seinen Möglichkeiten!

TIPP: Spüre stets in dich hinein und erzwinge nichts!

Arbeite immer so weit, wie es für dich gut ist. Passe auch das Tempo und das Bewegungsausmaß an deine Möglichkeiten an. Dennoch solltest du dich anstrengen und die eigenen Widerstände überwinden. Vielleicht hilft es dir, eine eigene Skala zu nutzen, bei der 10 „geht gar nicht mehr" oder „starker Schmerz ist". 5 als Mitte bezeichnet die Anstrengung, die gerade angenehm ist. Gehe beim Üben aber auch über das reine Wohlbefinden hinaus, wenn du Fortschritte erzielen willst. Das richtige Maß könnte bei deiner Skala also durchaus auch bei 7 liegen. Diese Einteilung hilft dir gerade am Anfang, einzuschätzen, wie weit du gehen kannst. Garantiert wirst du dies bald nicht mehr benötigen, weil dein Körper, deine Wahrnehmung so geschärft und sensibilisiert sind, dass du intuitiv weißt, wie du arbeitest, damit es dir guttut.

Ein Ausflug in die faszinierende Geschichte des Kundalini Yoga

Bevor wir uns genauer mit den einzelnen Übungen, den Asanas, Kriyas, Meditationen und mehr befassen, werfen wir noch einen Blick auf die Geschichte des Kundalini. Diese Yoga-Praxis hat eine lange Tradition. Sie ist über Jahrtausende erprobt. Und gerade dann, wenn dir einige Anregungen – wie etwa das Tragen weißer Kleidung – als nicht mehr zeitgemäß erscheinen, macht es doch Sinn, zu wissen, woher diese Traditionen stammen und welche Bedeutung sie einst hatten. Vielleicht hilft dir gerade das Einhalten einer alten Tradition dabei, heute im Hier und Jetzt besser zum Ziel zu kommen?

Kundalini Yoga hat eine lange, faszinierende Geschichte und seine Philosophie ist vermutlich dauerhafter als die jeder anderen Yoga-Form. Dabei basiert die Kundalini-Praxis auf keinerlei strengen Regeln oder Dogmen, im Gegensatz zu den meisten anderen alten Religionsphilosophien.

Auch wenn der genaue Ursprung des Kundalini Yoga bis heute im Dunkeln liegt, gibt es historischen Aufzeichnungen aus der Zeit um ca. 1000 v. Chr. bis 500 v. Chr., in denen bereits von der Kundalini-Energie die Rede ist. Diese Schriften aus den heiligen vedischen „Upanishaden" enthalten diverse Zitate zur spirituellen Philosophie des Kundalini.

Die Aufzeichnungen aus den Upanishaden zeigen, dass Kundalini zunächst als eine Wissenschaft der Energie und spirituellen Philosophie praktiziert wurde, bevor mit der Zeit auch körperliche Praktiken hinzukamen, die sogenannten „Asanas". Eine Übersetzung des Wortes „Upanishaden" ähnelt sehr der Bezeichnung „Asana" und bedeutet so viel wie „nahe beim Lehrer zu sitzen und seinen Lehren zu lauschen". Dementsprechend setzten sich die ersten Kundalini-Meister mit ausgesuchten Schülern zusammen und rezitierten gemeinsam spirituelle Visionen, wie es den Bräuchen der damaligen vedischen Gesellschaft entsprach. Dieser Brauch wurde übrigens Jahrhunderte später auch von zwei Männern namens Buddha und Jesus genutzt, um ihre Lehren weiterzugeben.

In seinen Anfängen war Kundalini Yoga so etwas wie eine Geheimwissenschaft, es wurde nicht öffentlich gelehrt, sondern galt als eine Art spiritueller Fortbildung. Die alten Meister waren davon überzeugt, dass die Gesellschaft noch nicht dazu bereit war, Zugang zu solch mächtigem Wissen zu erhalten. Die Schüler, die von ihren Meistern als würdig angesehen wurden, mussten sich jahrelang vorbereiten und immer neue Einweihungsrituale durchlaufen, bevor sie von ihren Meistern zu den praktischen Lektionen zugelassen wurden.

Es ging weder um das Erreichen von Fitness noch um ewige Jugend. Yoga galt in jenen Zeiten als eine heilige, direkte Körper-Geist-Verbindung mit Brahman, den man als gottähnlichen Geist im Menschen betrachtete. Von allen Yoga-Arten, die sich in den letzten 5.000 Jahren entwickelt haben, galt Kundalini aufgrund dieser direkten, göttlichen Verbindung zum Menschen als die heiligste. Einen religiösen Puffer zwischen dem Menschen und Gott wie beispielsweise in der katholischen Kirche hielten die damaligen Meister nicht für notwendig. Sie unterwiesen ihre Schüler einfach nur darin, zu üben, zu üben und nochmals zu üben und ihre Spiritualität auf diese Weise weiterzuentwickeln.

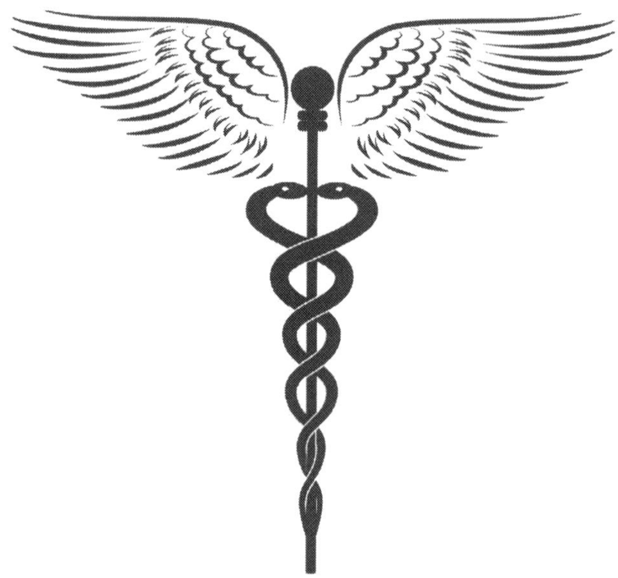

Yogi Bhajan

Nachdem Kundalini Yoga über Jahrtausende als Geheimwissenschaft nur der indischen Yoga-Elite zugänglich gewesen war, beschloss im Jahre 1968 ein rebellischer Sikh aus dem indischen Staat Punjab, aus dieser Elite mit ihren strengen Regeln auszubrechen. Yogi Bhajan buchte einen Einfachflug nach Toronto in Kanada, um Kundalini Yoga in die Welt hinauszutragen. Er wollte Lehrer schaffen, erklärte er einmal, nicht Schüler gewinnen.

Geboren wurde er mit dem Namen Harbhajan Singh Khalsa als Sohn eines Arztes in dem indischen Dorf Kot Harkan. Seine Familie besaß einen Großteil des Landes im Dorf und war als Hauptvermieter entsprechend wohlhabend. Yogi Bhajan galt vor diesem Hintergrund natürlich als würdig, die Kundalini-Lehren aus erster Hand zu erfahren und er beherrschte sie bereits im Alter von 16 Jahren.

Natürlich war Yogi Bhajan klar, dass es streng verboten war, Kundalini Yoga außerhalb der heiligen indischen Linie zu unterrichten. Er suchte nach einem Ausweg. Während einer Wochenendreise nach Los Angeles kam er in Kontakt mit einer Gruppe junger Hippies, den spirituellen Suchern der damaligen Zeit. Sie versuchten, mithilfe von Drogen ein höheres Bewusstsein zu erfahren. Yogi Bhajan erkannte sofort, dass sie diese Erfahrung auch durch das Praktizieren von Kundalini Yoga erlangen konnten, mit dem zusätzlichen Bonus, dass die Yoga-Praxis sich harmonisierend auf ihr Nervensystem auswirken würde.

Beim Erwachen aus einer Meditation hatte er die Vision, wie sich die Spiritualität der Neuzeit mit dem alten Wissen auf eine Weise verbinden ließ, die praktikabler und zeitgemäßer sein würde als die Art, wie Kundalini Yoga in Indien traditionell gelehrt wurde. Und, da er den Unterricht anders gestalten würde, als es in Indien traditionell geschah, würde er auch das indische Unterrichtsverbot nicht verletzen.

Aus dem Wochenendbesuch in Los Angeles wurde ein ständiger Aufenthalt. Zwei Jahre später hatte er die Healthy, Happy, Holy Organization (3HO-Stiftung) sowie das Kundalini Research Institute gegründet. Er verkündete öffentlich, dass es jedermanns Geburtsrecht sei, gesund, glücklich und heilig zu sein, und dass die Kundalini Yoga-Praxis der Weg sei, dieses Geburtsrecht wahrzunehmen.

Yogi Bhajan war der erste Meister, der Kundalini Yoga im Westen unterrichtete. Im Rahmen des von ihm 1969 gegründeten Lehrerausbildungsprogramms bildete er persönlich Tausende von Yogis aus.

Inzwischen hat sich die westliche Praxis des Kundalini Yoga zu einer Synthese aus den verschiedensten Traditionen entwickelt. Die Meditationen und Kriyas sollen das Körperbewusstsein schärfen und das gesamte System aus Körper, Nervensystem und Geist auf den Aufstieg der Kundalini-Energie vorbereiten.

Kundalini-Praxis ganz in Weiß – Warum?

Wenn du dich für einen traditionellen Kundalini Yoga Kurs anmeldest, wirst du vermutlich gebeten werden, in weißer Kleidung zu erscheinen. Viele Praktizierende sitzen auf einem Schaffell und tragen Kopfbedeckungen, Männer nicht selten einen weißen Turban.

Fließende weiße Kleidung und weiße Kopfbedeckungen werden beim Kundalini Yoga traditionell getragen. Der Grund dafür ist der positive Effekt, den die weiße Kleidung auf das eigene, aber auch das Energiefeld der Gruppe hat. Yogi Bhajan sagte, dass sich Farben auf das Bewusstsein auswirken und die Produktivität, Inspiration und Expansion beeinflussen. Für eine schnelle und fortschreitende spirituelle Entwicklung sei die Farbe Weiß die perfekte Wahl. Zu empfehlen ist Kleidung aus Naturfasern. Naturstoffe schaffen ein gesundes Klima und die Haut kann atmen.

Was den Turban betrifft, so hat er im Kundalini Yoga eine lange Tradition. Sie stammt noch aus der Sikh-Religion. Jeder Sikh trägt einen Turban. Laut Yogi Bhajan kann er dabei helfen, die Energie bei dir zu halten. Außerdem stimuliere er bestimmte Akupunkturpunkte. Eine Kopfbedeckung ist vor allem als Abgrenzungsschutz für Praktizierende empfehlenswert, die leicht Stimmungen aus ihrer näheren Umgebung aufnehmen.

Es muss aber kein Turban sein, eine Mütze oder ein Tuch aus Naturfasern um den Kopf reicht völlig aus.

Auch das Schaffell ist natürlich kein Muss. Es ist einfach nur bequem, weich und schafft Wärme von unten. Das kann hilfreich sein, weil viele Übungen im Sitzen ausgeführt werden. In einem gut geheizten Übungsraum tut es auch eine weiche, gefaltete Decke. Wenn du regelmäßig Kundalini Yoga praktizieren möchtest, kannst du dir eine Yoga-Matte aus Schurwolle oder einem anderen wärmenden, weichen Material zulegen.

Einblick in die Superkräfte der Yogis – Siddhis

Dieses Kapitel befasst sich mit den „übernatürlichen" Kräften, welche durch das Praktizieren der Siddhis in den alten Schriften beschrieben werden und geben dir einen Einblick in die Tiefe, in welche die Meister des Yoga eintauchen. Es soll dir aufzeigen, was nach den überlieferten Schriften möglich sein kann und dir auch die Mystik dieser alten Lehren zeigen. Diese Siddhis werden von den praktizierenden Yogis nach langem Üben durch Mantra-Singen, Ritualen und spirituellen Praktiken und Meditationen erreicht.

Der Begriff „Siddhi" steht für Vollendung, Erfolg, Heilung, Glück, das Erlangen von Errungenschaften und das Gefühl, vollständig zu sein. Es gibt eine lange Liste von Siddhis, die alle in den „Yogasutras" des Weisen Patanjali aufgelistet sind, doch es heißt, dass du alles erreichen kannst und nichts im Leben unmöglich ist, sobald du die acht Hauptarten gemeistert hast.

Was genau es mit den Siddhis auf sich hat, wird in vielen alten Büchern behandelt. Alle diese Beschreibungen haben eins gemeinsam: die Annahme, dass jeder, der die Siddhis täglich und diszipliniert ausübt, mit der Zeit übersinnliche Kräfte und Fähigkeiten entwickeln wird und dass ihn diese Kräfte befähigen, das Universum zu erobern. Du musst die Beschreibung nicht wörtlich nehmen. Sicher ist aber, dass auch du über dich hinauswachsen kannst. Wie lang der Weg zu diesem Ziel ist, hängt von jedem einzelnen Übenden ab. Die Menschen sind verschieden, jeder hat einen anderen Hintergrund, hat individuelle Erfahrungen gemacht und bei jedem sitzen die Blockaden unterschiedlich tief und fest. Bei dem einen dauert es länger, bis er sie loslassen kann, andere kommen schneller zum Ziel.

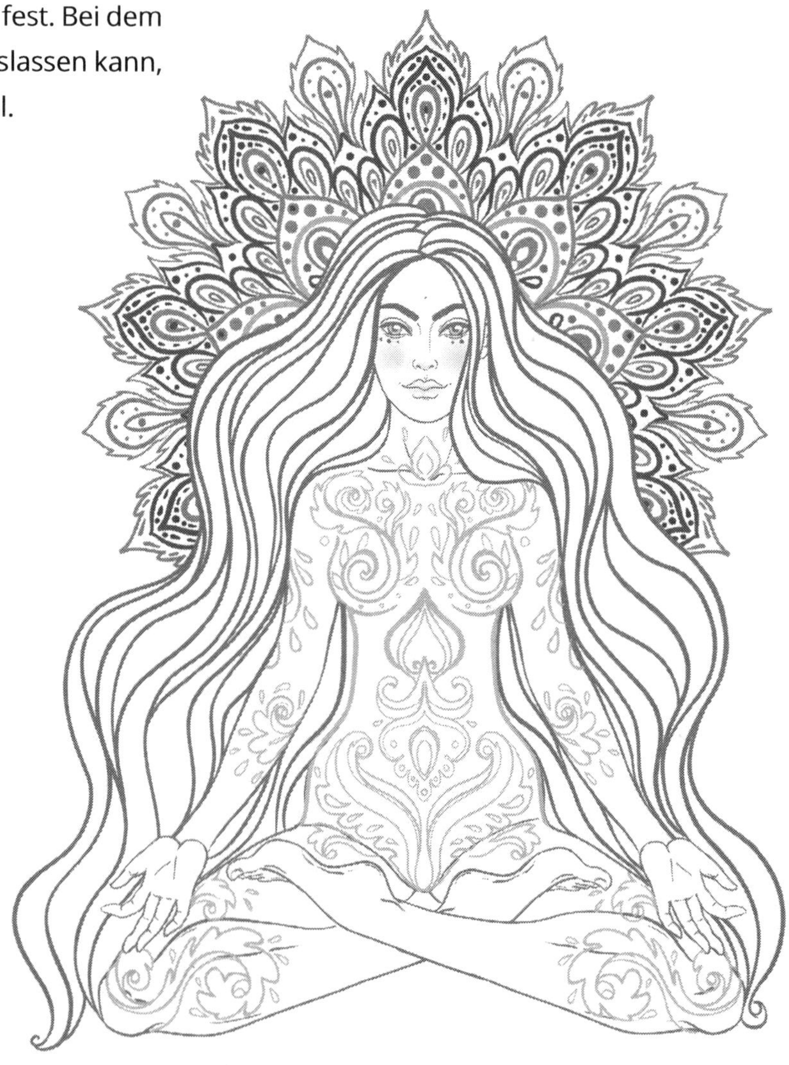

Mentale Stärke als Superkraft

1. Anima Siddhi

Es heißt, wer dieses Siddhi gemeistert hat, wird übernatürlich stark und ist in der Lage, seinen Körper zu verkleinern bis hin zur Größe eines Atoms. Es heißt, er könne sich darüber hinaus unsichtbar machen. Was bedeutet das im übertragenen Sinn? Wohl dass deine Kraft spürbar wird, auch wenn du selbst dich nicht in den Mittelpunkt stellst. Oder anders gesagt: Andere Menschen empfinden extreme Sympathie, wenn sie einem Menschen begegnen, der dieses Siddhi gemeistert hat.

2. Mahima Siddhi

Dieses Siddhi verhilft dir zum Gegenteil, nämlich der Fähigkeit, deinen Körper unendlich groß werden zu lassen. Die alten Bücher besagen, wer dieses Siddhi gemeistert hat, kann seinen Körper über das Universum hinaus ausdehnen und die Stärke der göttlichen Kraft erreichen, die alles kreieren kann. Oder anders gesagt: Mit diesem Siddhi sollte es für dich ein Leichtes sein, Präsenz zu zeigen.

3. Garima Siddhi

Wer dieses Siddhi gemeistert hat, kann sich unendlich schwer machen, sodass nichts und niemand ihn wegbewegen kann. Es fällt nicht schwer, hinter dieser „Superkraft“ ebenfalls eine mentale Stärke zu erkennen, die wir im Alltag wohl alle gelegentlich einsetzen möchten.

4. Laghima Siddhi

Im Gegensatz dazu verleiht dir dieses Siddhi die Fähigkeit, leichter als Luft oder schwerelos zu werden. Es heißt, der erfolgreich Praktizierende ist in der Lage, zu jedem Geschöpf auf unserem Planeten zu werden und sich in seinen Körper hineinzubegeben. Die mentale Stärke hinter diesem Siddhi könnte als Empathie oder Einfühlungsvermöden gelesen werden.

5. Prapti Siddhi

Bei diesem Siddhi geht es um die Fähigkeit, Unmögliches zu erreichen, wie Wasser in der Wüste zu erschaffen. Oder anders gesagt: Der erfolgreich Praktizierende kann, wenn er dieses Siddhi beherrscht, alles erreichen, was er sich vornimmt und es gibt nichts, was er nicht kreieren kann.

6. *Prakamya Siddhi*

Dieses Siddhi verändert mit der Zeit die Gedanken des Praktizierenden auf positive Weise. Es verhilft dem erfolgreichen Yogi zu der Fähigkeit, zu werden, was auch immer er sich wünscht und er kann alles tun, was er will. Das heißt, du kannst nicht nur deine Umwelt nach deinem Willen formen, sondern auch dich selbst.

7. *Ishita Siddhi*

Wer dieses Siddhi gemeistert hat, heißt es in den alten Büchern, ist fähig, alle Kräfte im Universum zu kennen und alle Elemente zu kontrollieren. Es versetzt ihn in die Lage, die absolute Herrschaft zu übernehmen, sei es über Staaten und Imperien oder sogar im Sinne von göttlicher Macht. Dieses Siddhi mit Charisma uns Autorität zu übersetzen klingt jetzt etwas banal, aber ich denke, du erkennst auch in dir die mentale Kraft, die daraus wachsen kann.

8. *Vashita Siddhi*

Mit Erreichen der Meisterschaft über dieses Siddhi hat man die Fähigkeit erlangt, Leben und Tod zu kontrollieren und auch die Kontrolle über alle nicht lebenden Dinge auszuüben. Der Einfluss eines solchen Menschen ist so stark, dass sich ihm kein Wesen auf diesem Planeten entziehen kann. Zusammengefasst: Wenn du, dich, dein Umfeld und alles in dir und um dich herum im Griff hast, wer oder was sollte sich dir dann noch entziehen können?

Wie kann man diese innere Kraft entfalten?

Samyama ist eine uralte Meditationspraxis. Sie stammt aus dem Raja Yoga und der Weise Patanjali erwähnt sie in seinen „Yogasutras“ zum Thema „Übernatürliche Fähigkeiten und Kräfte“. In den Sutras wird jede Phase des Erwachsens detailliert beschrieben, von den Anfängen über fortgeschrittene Aspekte bis hin zur Erfahrung des wahren essenziellen Selbst, verbunden mit einer tiefen Stille im Herzen, die nicht nur kurzfristig erfahren wird, sondern zu einem bleibenden Zustand wird.

Die Samyama-Praxis, deren Übungen in den „Yogasutras“ ebenfalls beschrieben werden und die in den Kundalini Seminaren gelehrt wird, bietet eine Zuflucht für jede nur denkbare Emotion, egal wie tief oder dunkel sie sein mag, und egal, ob es um Widerstand, Depression, Trauer und Angst oder um überschäumende Freude und bedingungslose Liebe geht.

Samyama verschiebt bei regelmäßiger, konsequenter Praxis unsere Sicht der Dinge des Lebens vom Kopf bis zum Herzen. Wir nehmen wahr, was ist, leben im Hier und Jetzt und werden mit der Zeit eins mit dem Leben und der Welt. Es fühlt sich an, als würden wir neu verkabelt. Wir sind in der Lage, bei uns zu bleiben, selbst wenn um uns herum Chaos herrscht. Es ist ein Weg zur Bewusstwerdung, zu Stille und Freude, wir bleiben klar und ruhig, finden Antworten und Klarheit in uns selbst und sind mit uns und der Welt vollkommen im Frieden.

Beim regelmäßigen Üben treten nicht selten sofort spürbare Veränderungen auf und die niedrigen Schwingungen negativer Gefühle, auf die sich der Übende konzentriert, können sich in der Meditation auflösen und im spirituellen Herzen in Stille, Freude und Frieden verwandeln. Auf lange Sicht kann die hohe Schwingung des Samyama zur tiefen Heilung führen.

Die Samyama Meditations- und Heilungsarbeit ist tantrisch. Das heißt, sie beschreibt einen von der jeweiligen Religion unabhängigen, spirituellen Weg. Sie ist somit ein Weg zur direkten Erfahrung von allem, was ist, ein Mittel zur Erfahrung eines einheitlichen Bewusstseins, der Verkörperung der Liebe und des Geliebten selbst. Samyana ist letztendlich auch ein Weg zu uns selbst, zu dem, was sich tief in uns nach Einheit sehnt. Es kann dazu führen, dass wir über unsere fünf Sinne hinaus Zustände wahrnehmen und verändern können und eine tiefe Intimität mit uns selbst und anderen hervorbringen. Nicht zuletzt unterstützt sie das Erwachen der Kundalini Energie, das Aufsteigen der Schlange aus unserem Wurzelchakra.

Aura, Prana, Nadis – Finde deine Energie!

In den alten Schriften, wie auch im „Yogasutra" des Weisen Patanjali, werden spirituelle Wege und Praxen beschrieben, welche zu übernatürlichen Kräften ermächtigen.

Diese Kräfte – wie Hellsehen oder das Einflussnehmen auf Materie – erlangten die Meister demzufolge durch intensive Meditationen, Yogapraxis, Askese, aber auch durch psychodelisch wirkende Substanzen. Es wird betont, dass in jedem von uns ein meist ungenutztes Potenzial an geistigen und psychischen Fähigkeiten schlummert. Mit Chakra-Yoga kann es dir gelingen, deine eigenen Fähigkeiten auszubauen. So wird etwa die Sensibilität deiner Sinne steigen, du kannst Schwingungen im Sinne der Resonanz besser wahrnehmen und deuten. Das führt zu einem feinfühligen Wahrnehmen deines Umfeldes aber auch deiner in dir liegenden Gefühle, Bedürfnisse und deiner Persönlichkeit.

Meditation ist eine Praxis, das Nervensystem in Entspannung und Ruhe zu bringen. Dadurch entsteht ein gesunder Ausgleich von Aktivität und Ruhe. Die Balance des physischen und psychischen „Körpers" wird somit weiterentwickelt. Zudem schärft Meditation die Sinne und führt damit zur besseren Rückkopplung des Inneren zum Äußeren.

Was ist die Aura?

In vielen Lehren wird davon ausgegangen, dass jeglicher Körper von einer Energiehülle umgeben, die nicht nur mit dem Körper, sondern auch mit dem Kosmos verbunden ist und sozusagen „feinstofflich“ (energetisch) die Verbindung vom Körper zum Kosmos darstellt. So ist auch im Chakra-Yoga, welches sehr eng mit dem Kundalini-Yoga verwoben ist. Die gesamte Lebensenergie, Prana, unterliegt einem stetigen Austausch über die Aura, den Chakren und den Nadis.

Die äußere Hülle, die Aura kann als sogenannte Ausstrahlung wahrgenommen werden und manche Menschen berichten auch, dass sie sie sehen können. Beschrieben wird sie als ein elektromagnetisches Feld in veränderlichen Farben, die auch die Emotionen des Einzelnen widerspiegeln, ebenso wie seinen spirituellen Entwicklungsstand, seine Lebensthematik und seine Lernfelder. Unsere Aura projiziert also unsere wahre Natur in die Welt. Gleichzeitig wird ihr eine Art Schutzfunktion vor negativen Umwelteinflüssen und Krankheiten für den physischen Körper zugeschrieben.

Im Kundalini Yoga wird die Aura auch als das achte Chakra bezeichnet. Die sieben Haupt-Chakren und ihre Funktion als Energiezentren werden später noch ausführlicher behandelt. Jetzt zum Verständnis nur so viel: Jedes Chakra dreht sich entlang der Wirbelsäule. Die unteren Chakren schwingen langsamer als die oberen. Mithilfe verschiedener kraftvoller Chakra-Yoga-Techniken können wir auf diese Energiezentren und somit auch auf unser Aura-Feld einwirken. Das heißt, wir beeinflussen nicht nur die körpereigene Energie, sondern auch unsere Ausstrahlung auf das Umfeld und wiederum, den Einfluss unseres Umfelds auf den Körper. Oder mit anderen Worten: Wenn unsere Aura kraftvoll und stark ist, fühlen wir uns gesund, unangreifbar und lebendig. Somit hält eine starke Aura automatisch negative Einflüsse von uns fern. Ist die Aura dagegen schwach ausgebildet, fühlen wir uns hilflos und klein und sind anfällig für Krankheiten und Negatives in unserem Umfeld. Die Chakren und die Aura beeinflussen sich wechselseitig. Mit den Chakren stärken wir unsere Aura. Eine starke Aura wiederum verbessert die Funktion unserer Chakren und unterstützt diese dabei, unsere Energie durch den Körper zu leiten.

Deine Aura kannst du dir in sieben Schichten vorstellen. Menschen, die die Aura sehen können, berichten, dass jede Schicht eine bestimmte Farbe hat. Auch wenn du die Aura eines Menschen selbst nicht sehen kannst oder der Idee des Aurasehens an sich skeptisch gegenüberstehst, lohnt sich doch ein Blick auf die verschiedenen Schichten. Denn selbst dann, wenn du dir die Existenz einer sichtbaren Aura nicht vorstellen kannst oder willst, wird mit Hilfe ihrer einzelnen Schichten gut erkennbar, auf welchen unterschiedlichen Ebenen Chakra-Yoga deine Energie aktivieren kann:

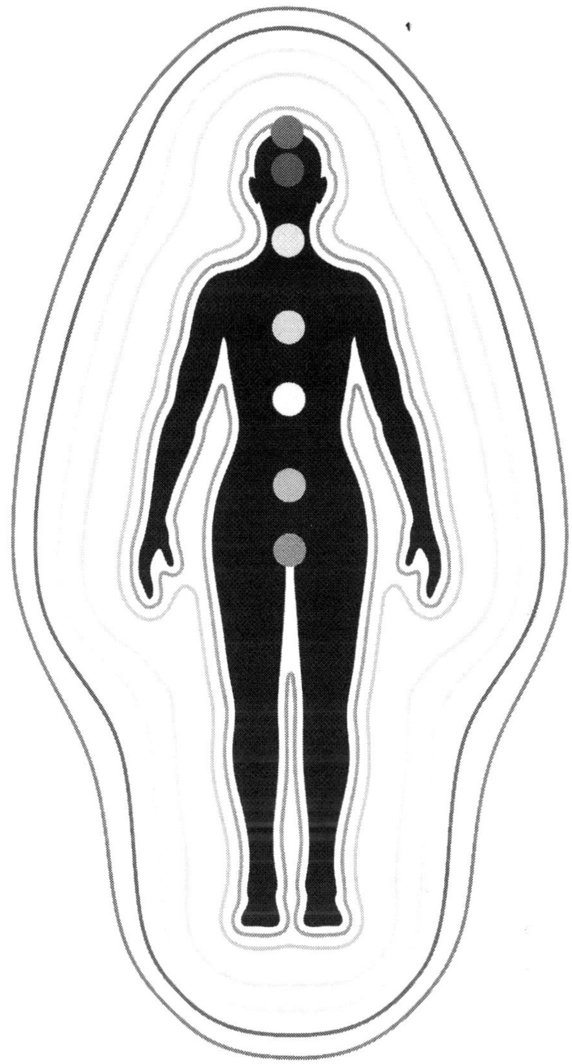

Der ätherische oder auch Gesundheitskörper

Diese erste helle Schicht verläuft dicht am Körper entlang und ist etwa zwei Zentimeter stark. Sie entspricht in der Wirkung dem Wurzelchakra, auf das wir später noch näher eingehen werden. Wenn wir gesund sind, leuchtet diese Schicht hellblau. Ist sie trübe verfärbt, weist dies auf Blockaden und Ungleichgewicht in. Der ätherische Körper reagiert positiv auf Akupressur, Akupunktur und Massagen.

Der Emotionalkörper

Die zweite Schicht der Aura ist etwa 10 bis 20 Zentimeter stark. Der Emotionalkörper wird dem Sakralchakra zugeordnet. Diese Schicht ist offen und durchlässig und an den Begrenzungen weicher und diffuser als der ätherische Körper. Hier sind unsere Gefühle gespeichert. Negative Gefühl erscheinen als dunkel, die positiven als helle Stellen. Je nachdem, ob jemand seine Gefühle lebt oder sie eher unterdrückt, sind die Farben innerhalb des Emotionalkörpers leuchtend und klar oder aber trübe und dumpf. Es ist wichtig, sich in der Meditation bewusst mit den eigenen Gefühlen auseinanderzusetzen. Der Emotionalkörper reagiert sehr positiv auf eine Atemtherapie.

Der Mentalkörper

Der Mentalkörper, der außerhalb des Emotionalkörpers liegt, wird dem Manipura-Chakra, auch Solarplexus-Chakra genannt, zugeordnet. Die Ränder sind im Gegensatz zum Emotionalkörper klar und kompakt. In diesem Energiefeld sind unsere Gedanken gespeichert, sowohl zerstörerische, negative Gedanken als auch kreative, positive Gedanken. Selbst Gedanken von anderen Menschen können sich in diesem Energiefeld einnisten. Das Durchströmen mit liebevollen Gedanken wirkt befreiend auf diese Aura-Schicht.

Der Astralkörper

Um den Mentalkörper herum liegt der Astralkörper, in dem die bedingungslose Liebe regiert. Diese vierte Aura-Schicht entspricht dem Herzchakra. Aurasichtige nehmen diese Schicht wie einen zart gewebten Lichtschleier wahr.

Der ätherische Negativkörper

Der Ätherische Negativkörper stellt sozusagen die Blaupause unseres Seins dar. Er enthält unsere Talente, Veranlagungen und Lernprozesse und hat mit unserer Berufung in diesem Leben zu tun. Er entspricht dem Halschakra.

Der himmlische Körper

Diese Aura-Ebene öffnet uns für das Einssein. Der Wunsch danach ist in jedem von uns tief verankert. Wer es schafft, diese Aura-Schicht bewusst zu leben, befindet sich ganz und gar im Hier und Jetzt. Diese Ebene entspricht dem Stirnchakra, dem Dritten Auge.

Der ketherische Körper

Diese Aura-Schicht umfängt mit goldenen Lichtstrahlen alle anderen Schichten der Aura wie ein schützendes Ei. Wie auch im Kronenchakra besteht hier die Verbindung zum Himmel.

Prana – Lebensenergie, Vitalität und Kraft

Prana, in anderen Kulturen auch Chi oder Ki genannt, steht für Lebensenergie, Vitalität und Kraft, die alles durchdringt, was existiert. Prana kannst du dir als das Fundament und die Essenz allen Lebens vorstellen. Sie ist die Energie und Vitalität, die das gesamte Universum durchdringt.

Darüber hinaus verbindet Prana die materielle Welt mit dem Bewusstsein und dem Geist. Es reguliert alle körperlichen Funktionen wie den Atem, die Sauerstoffversorgung, die Verdauung, die Ausscheidungsprozesse und vieles mehr. In diesem Sinn funktioniert ein menschlicher Körper wie ein Transformator, der aus dem universellen Prana-Fluss heraus mit Lebensenergie versorgt wird.

Hast du schon einmal jemanden im Krankenhaus besucht? Vielleicht bist auch du vor den Schwingungen zurückgeschreckt, die dir auf den Gängen entgegenkamen. Krankheit blockiert den harmonischen Pranafluss. Hingegen wird ein gesunder, positiv eingestellter Mensch, dessen Schwingungen harmonisch sind, gutes Prana verbreiten, das für alle als angenehm spürbar ist.

Wir können nicht nur Gesundheit und Harmonie in unserem Leben manifestieren, sondern auch eine Bewusstseinserweiterung erfahren, wenn es uns mithilfe regelmäßiger Übungen gelingt, den Pranafluss zu lenken. Die Lebensenergie Prana ist eng an unser körperliches Befinden gekoppelt. Sie gehört zu uns wie unsere Sexualität, unsere Verdauung oder die Fähigkeit zu sprechen oder zu schweigen. Oder anders gesagt:

Prana gehört zu den wesentlichen Vayus:

Vereinfacht dargestellt kann man diesen Vayus, was so viel Lebenshauch bedeutet, verschiedene Funktionen zuordnen.

- Prana (Lebensenergie)
- Apana (Sexualität)
- Udana (Sprechen und Schweigen)
- Vyana (Bewegung)
- Samana (Verdauung)

Die fünf Upapranas:

Über unseren Körper können wir auf all diese Bereiche Einfluss nehmen. Dabei spielen etwa die sogenannten Upapranas eine wesentliche Rolle. Diese kann man sich als sekundären bzw. untergeordneten Lebenshauch vorstellen. Er befreit den Körper von Fremdkörpern, Gasen und Giftstoffen und führt – etwa beim Gähnen – Sauerstoff zu.

- Naga (Aufstoßen)
- Kurma (Blinzeln)
- Devadatta (Gähnen, Seufzen)
- Krikala (Niesen und Husten)
- Dhananjaya (Ausscheiden)

Genauer auf die verschiedenen Vayus und Upapranas einzugehen, würde hier zu weit führen. Du siehst aber bereits an dieser vereinfachten Darstellung, dass dein Körper in der verschiedensten Bereichen sehr gut in der Lage ist, sich zum Beispiel über das Niesen oder über Ausscheidungen von Giftstoffen zu befreien bzw. sich über die Atmung oder Nahrung wertvolle Energie zuzuführen. So ähnlich kannst du dir auch die Aktivierung deiner Lebensenergie vorstellen. Mit Hilfe von Kundalini Yoga befreist du dich von mentalen, physischen und emotionalen Giften und fütterst deine Lebensenergie im Gegenzug mit allem, was sie braucht, um sich zu entfalten und zu wachsen.

Dieser Lebenshauch, welcher im Austausch mit der Außenwelt steht, wird durch die Upapranas gereinigt und von Negativem befreit. So erklärt sich, dass auch Reinigungsrituale zur alten Yogapraxis gehören. Dies soll hier nur kurz Erwähnung finden, sodass du einen umfassenden Einblick in das Yogaerhältst.. Hier im Buch nutzen wir hauptsächlich den Weg der Atmung als reinigenden Kanal.

Nadis - die Kanäle deiner Lebensenergie und wie du sie aktivieren kannst

Die Bezeichnung „Nadi" stammt aus dem Sanskrit und bedeutet so viel wie Kanal, Fluss oder Röhre. Im Zusammenhang mit Yoga und dem menschlichen Körper bezieht sich das Wort „Nadi" auf das Netzwerk von Energiekanälen. Sie sind die Wege der feinstofflichen Lebensenergie. Abhängig von der jeweiligen Tradition variiert die Anzahl der Nadis, die den Körper durchziehen. In den alten Schriften gibt es Hinweise auf 320.000 Nadis, die mithilfe von übernatürlichen Fähigkeiten von den Yogis wahrgenommen worden seien, während in anderen Quellen von 72.000 Nadis die Rede ist.

Wie viele es letztendlich sind, bleibt wahrscheinlich im Dunkeln. Jedoch ist man sich einig, dass es drei Haupt-Nadis gibt, die sich durch das Rückenmark und unsere Energiezentren, die bereits erwähnten Chakren schlängeln. Die Nadis entsprechen den Meridianen in der Traditionellen Chinesischen Medizin oder den 10 Sen in der Thaimassage, wobei die Verläufe nicht immer exakt gleich dargestellt werden. Viele asiatische Heilmassagen wie Tuina in China, die Thaimassage, die tibetische Energiezonenmassage, das japanische Shiatsu, die Prana-Heilung aus Indien basieren auf der Idee dieser Energiekanäle. Und natürlich spielen sie auch bei traditionellen, fernöstlichen Gesundheitswissenschaften wie Ayurveda oder auch bei Akupressur und Akupunktur eine wesentliche Rolle.

Damit das Prana fließen kann, müssen die Nadis durchlässig sein. Ist das Nadi-System blockiert, kann die Prana-Energie nicht fließen und das hat einen negativen Einfluss auf die körperliche und geistige Gesundheit der betroffenen Person.

Im Chakra-Yoga werden Körperübungen wie die Asanas sowie Atemübungen (Pranayama) und das Singen von Mantras eingesetzt, um das Prana durch die Nadis zirkulieren zu lassen.

Die drei primären Hauptenergiebahnen und ihre Bedeutung

Ida Nadi beginnt im Wurzel-Chakra und wird als linker Kanal bezeichnet. Er verläuft nach links in die Chakren hinein und hindurch, bevor er im linken Nasenloch endet. Ida Nadi repräsentiert die mentale Energie.

Pingala Nadi beginnt ebenfalls im Wurzelchakra und wird als rechter Kanal bezeichnet. Er fließt nach rechts, verläuft als Spiegelbild von Ida Nadi in die Chakrenhinein und hindurch und endet im rechten Nasenloch. Pingala Nadi gilt als Ursprung der Prana-Energie.

Sushumna Nadi ist der zentrale Kanal und verläuft von knapp unterhalb des Wurzel-Chakren durch alle Chakren hindurch die Wirbelsäule hinauf zum Kronen-Chakra. Sushumna Nadi gilt als Nadi des spirituellen Bewusstseins.

Wie kann man Blockaden in den Nadis lösen?

Im Chakra-Yoga spielen Blockaden oder Knoten, im Sanskrit „Granthi" genannt, eine maßgebliche Rolle. Sie können den Prana-Fluss behindern oder total blockieren. Es ist wichtig, diese Granthis aufzulösen und den freien Prana-Fluss entlang der Nadis wiederherzustellen. Wenn die Nadis oder Granthis blockiert sind, behindern diese das Schwingen der Chakren und umgekehrt. Der gestörte Energiefluss kann die Handlungsfähigkeit, Entscheidungsfähigkeit und Emotionalität eines Betroffenen negativ beeinflussen und sein ganzes Leben ungünstig verändern.

Speziell ausgewählte Asanas, kombiniert mit der richtigen Atemtechnik und Affirmationen sowie möglicherweise einem passenden Mantra können helfen, die Blockaden behutsam aufzulösen. Eine Übung zur Lockerung muskulärer Granthis ist die sogenannte Mutterhaltung, die gleichzeitig den Hüftbeuger weitet. Im Kapitel über die drei großen Granthis erfährst du mehr dazu. Dort nimmst du die Mutterhaltung ein um „Brahma Granthi" als ersten Knoten zu lösen.

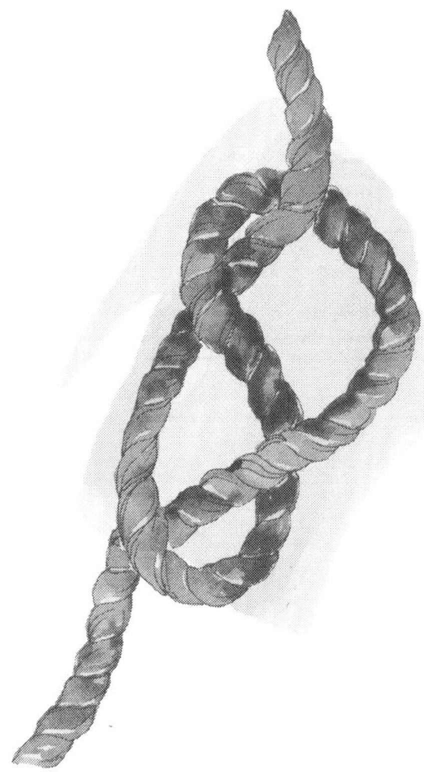

Das Aktivieren der Nadis - 5 kurze Übungen im Alltag

Wie alle Lebewesen, dazu gehört auch das Pflanzenreich, haben wir nicht nur einen sichtbaren, physischen sondern auch einen energetischen Körper, der mit dem bloßen Auge nicht sichtbar ist.

Im Chakra-Yoga wird diese Energie mit Hilfe von Asanas und Kriyas aktiviert. Immer, wenn du Chakra-Yoga praktizierst, arbeitest du also mit dem Energiefluss, dem Prana. Du löst Blockaden und stärkst ihn.

Die im Anschluss folgenden kurzen Sets sind sehr gut geeignet, im Alltag eine Auszeit für dich einzubauen. Selbst im Büro kannst du diese kleinen Resets für das Nervensystem und den Energiefluss in den Chakren praktizieren. Sie dauern maximal 5 Minuten und bringen dich zurück zu deiner Energie.

Wunschaffirmation mit Wechselatmung

Eine ganz besondere Aktivierung ist die nasale Wechselatmung mit Affirmation.

Hier atmest du durch das linke Nasenloch ein, indem du das rechte zuhältst und durch das rechte aus, indem du nun das linke Nasenloch zuhältst.

Während der Einatmung spricht du innerlich, gedanklich 4 Worte, welche du anziehen und leben möchtest. Zum Beispiel:

„Kraft - Energie - Liebe - Frieden"

Mit der Ausatmung gibst du symbolisch und energetisch ab, was du loswerden möchtest. Zum Beispiel:

„Wut - Aggression - Angst - Neid"

Für das Zuhalten eines Nasenflügels kannst du deine Hand zu einem Mudra formen.

Es passt gut, wenn du die Zeigefinger, Mittelfinger und den Ringfinger beugst. Mit dem kleinen Finger und dem Daumen kannst du dann jeweils den Druck an der Nase seitlich bestimmen.

Diese Übung führst du im Wechsel sieben Mal durch.

Bewusstsein stärken – Aktivierung des Shushumna-Nadi

Eine der mächtigsten Übungen für die Nadis und auch der Chakren ist der Kamelritt. Führe diesen kräftig und weiträumig aus. Nimm alle Anteile der Wirbelsäule in der Bewegung mit. Wenn du geübt bist, kannst du in der Streckung und Vorwärtsbewegung kräftig einatmen, gleichzeitig den Bauchnabel einziehen und Mula Bandha (Beckenboden) anspannen. In der Ausatmung bewegst du dich nach hinten in die Beugung und lässt Bauchnabel und Mula Bandha los.

Arbeite kräftig mindestens 3 Minuten.

Als Abschluss gehe in die einfache Sitzhaltung, lege die Hände auf deine Knie und bleibe in Ruhe (1 Minute).

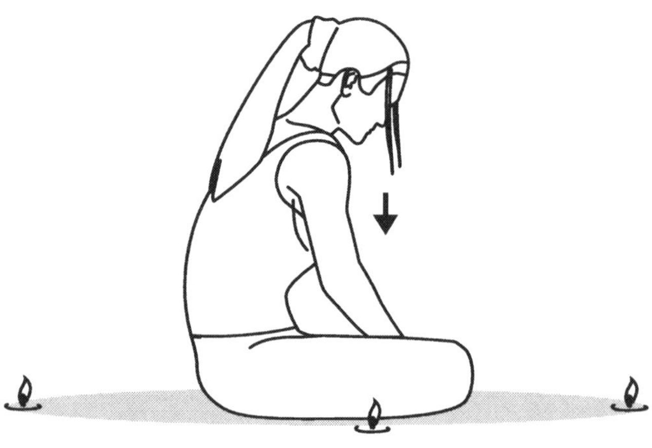

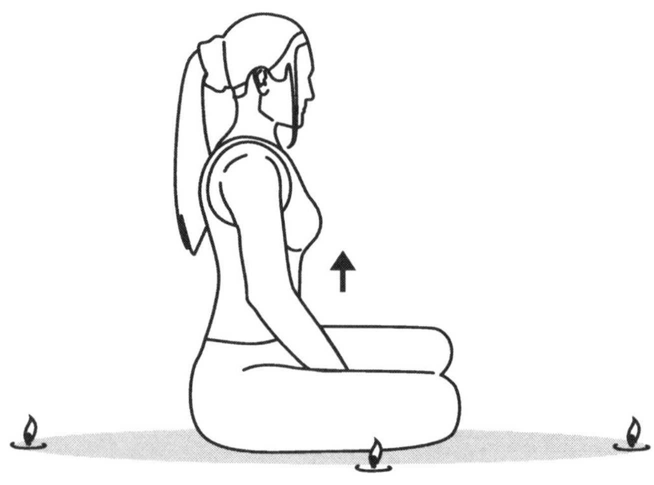

Energetisieren der Nadis mit dem Sufi-Kreisen

Sufi-Kreisen ist das weiträumige Kreisen des Oberkörpers in der einfachen Sitzhaltung (Yoga- oder Schneidersitz).

Du kreist links nach hinten und rechts nach vorne. Deinen Atem lenkst du in der Art, dass du in der Bewegung nach links einatmest und nach rechts ausatmest.

Diese Übung aktiviert alle Chakren und die 3 Nadis. Sie ist eine der wichtigsten Übungen des Chakra-Yoga.

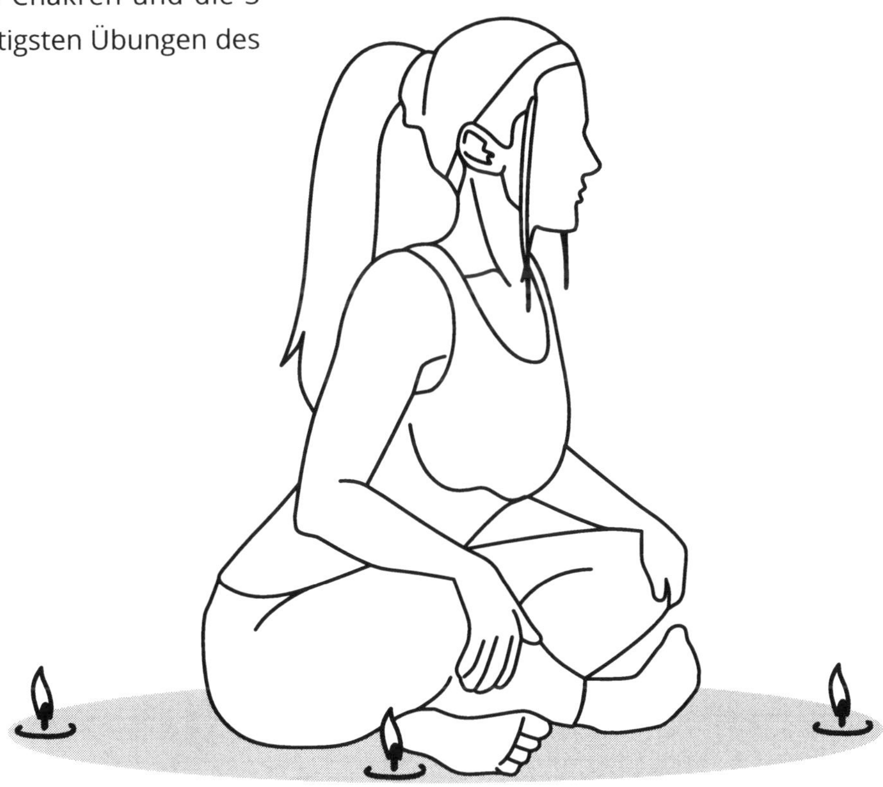

Dürfen wir Sie kurz unterbrechen?

Ihre Meinung als Leser ist gefragt. Dieses Buch soll Ihnen ein angenehmes Leseerlebnis bereiten und ermöglichen, einen echten Mehrwert für Ihr Leben mitzunehmen.

Daher bitten wir Sie herzlich um Ihr Feedback:

Hat Sie dieser Ratgeber weitergebracht?

Was können wir verbessern? Haben Sie bestimmte Inhalte vermisst, die in der nächsten Auflage Beachtung finden sollen?

Oder gefällt Ihnen etwas gar nicht?

Insbesondere falls Sie mit diesem Buch unzufrieden sind, bitten wir Sie, uns Ihre ehrliche und ungeschönte Meinung mitzuteilen.

Schreiben Sie einfach eine formlose Mail an verlags.kontakt@gmail.com und teilen Sie uns Ihren persönlichen Eindruck mit.

Als Dankeschön erhalten Sie eine Leseprobe des Buches »My Daily Ayurveda«, in dem Sie erfahren, wie Sie trotz Beruf die indische Heilkunst in Ihren Alltag integrieren.

Wir freuen uns auf ihr Feedback und wünschen viel Spaß beim Weiterlesen!

Im Namen des Namastee Verlages

Tom Bernhardt

Tom Bernhardt

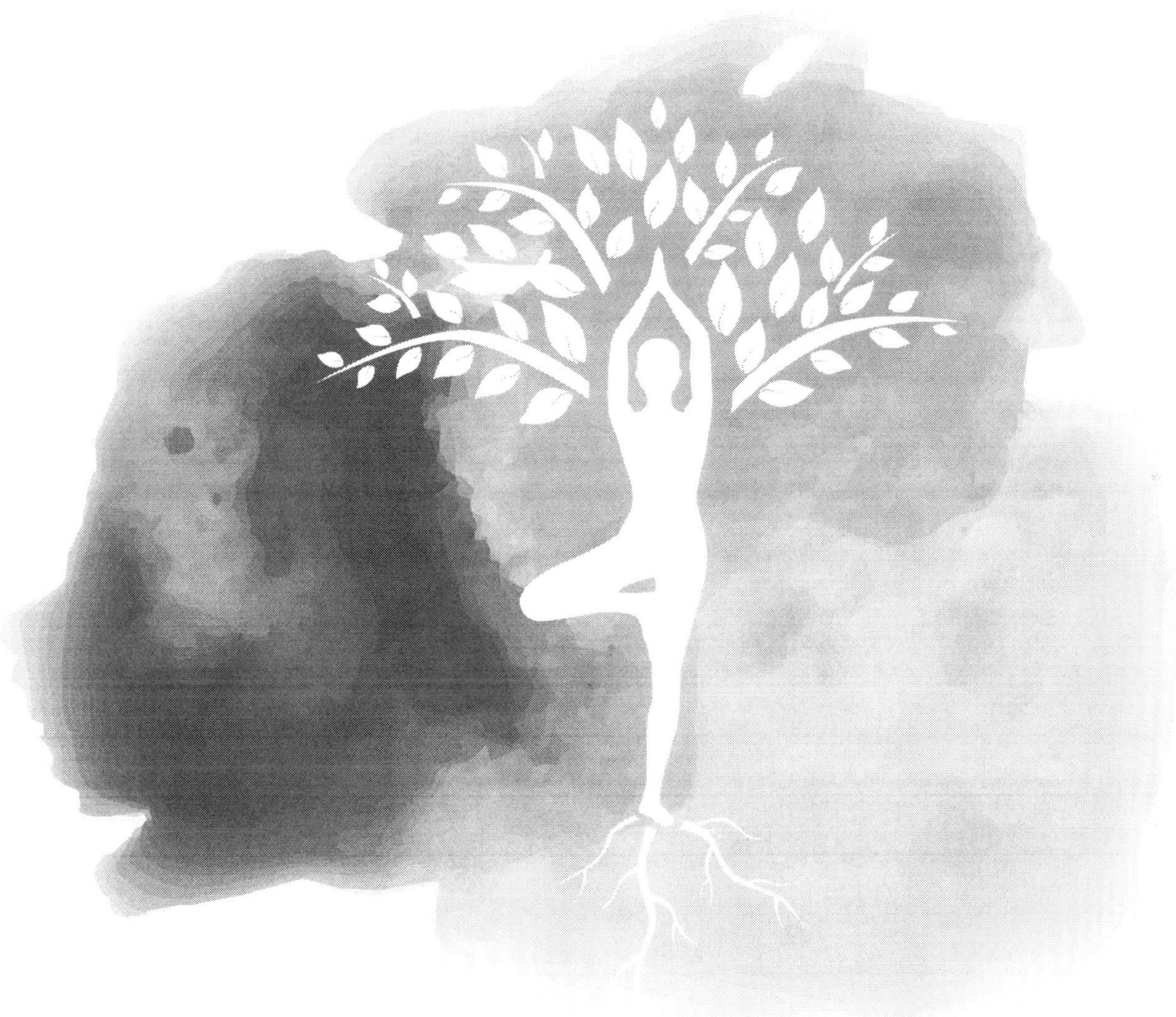

Konzentration und Stärke mit der Rumpfdrehung

In der einfachen Sitzhaltung bringst du die Hände an den Hinterkopf oder hinter die Ohren.

Drehe nun mit der Einatmung nach links und mit der Ausatmung nach rechts. Führe dies im zügigen Wechsel, jedoch in deinem Atemrhythmus durch.

Zusätzlich kannst du das Mantra *„Sat Nam"* innerlich oder laut sprechen. Sat ist links und Nam rechts. Dies kannst du 1 Minute oder länger praktizieren.

Gehe auch hier danach in die einfache Sitzhaltung und verweile in Ruhe.

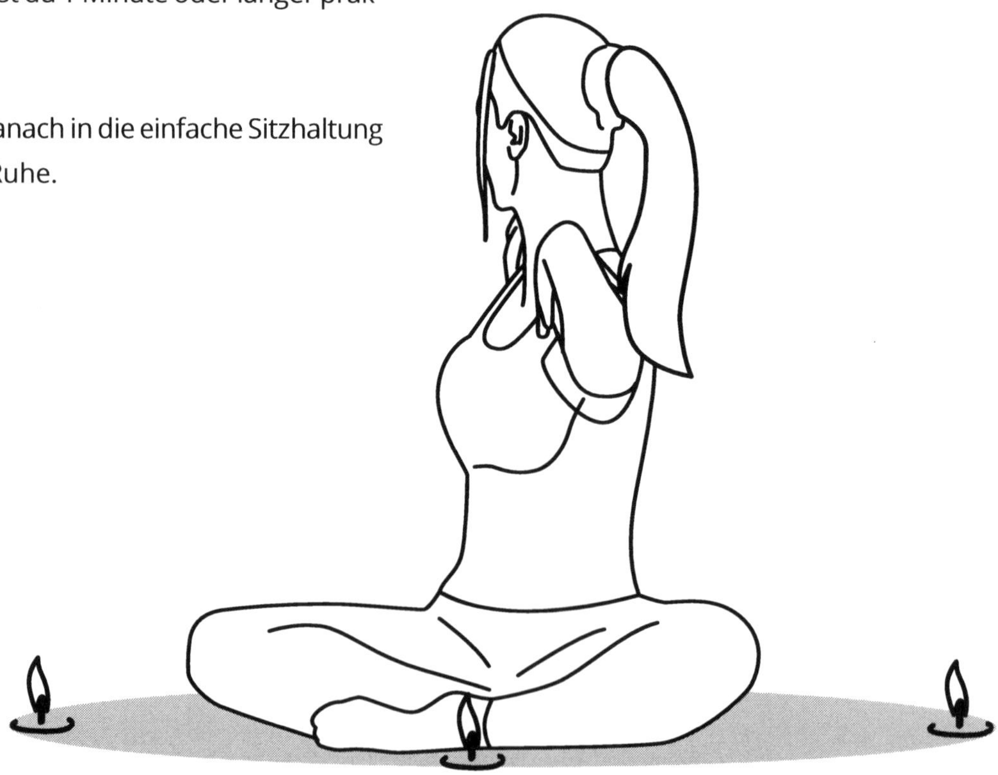

Energiefluss nach langem Sitzen aktivieren – Becken-Kreisen im Stand

Wenn du viel sitzt, ist es eine sehr gute Alternative dazu, Blockaden durch das Kreisen des Beckens zu lösen. Du aktivierst den Energiefluss und kannst dann wieder mit klarem Geist arbeiten.

Stelle dich hüftbreit hin. Nimm die Hände in die Gebetshaltung vor die Brust.

Atme dreimal tief ein und aus.

Lege deine Hände an die Beckenkämme, rechts und links. So kannst du die Bewegung des Beckens besser spüren und führen.

Kreise nun weiträumig dein Becken. Bewege links nach hinten und rechts nach vorn.

Chante (sprechen, rezitieren) dabei *„Sat Nam"*. Sat ist links und Nam rechts.

Praktiziere dies mindestens 1 Minute.

TIPP: Große Bewegungen

Wenn du die Beine weiter auseinanderstellst, werden die Bewegungen des Beckens im Raum größer und dynamischer. Probiere aus, was dir hier besonders guttut.

Deine Reise durch die Chakren

In diesem Kapitel lernst du die Chakren kennen. Du erfährst, welche Bedeutung sie haben, wie sich Störungen in ihnen äußern und wie du sie positiv aktivieren kannst.

Jedem Chakra ist eine Farbe zugeordnet. Diese kannst du bevorzugt in deiner Kleidung oder deinem Umfeld nutzen, um Einfluss auf die Energie des jeweiligen Chakren zu nehmen. Auch Elemente und Düfte sowie besondere Affirmationen unterstützen die kommenden Übungs-Sets. Edelsteinen wird ebenfalls eine heilende Wirkung zugesprochen. Die Steine, welche in ihrer Schwingung besonders ausgleichend auf das jeweilige Chakra wirken, findest du in der Beschreibung der Chakren. Nutze diese als Handschmeichler, lege sie während einer Meditation auf das Chakra. Du kannst auch ein besonders schwingendes Wasser herstellen, indem du die jeweiligen Steine 12 Stunden in das Wasser legst, welches du dann über den Tag verteilt trinkst. Verstärkend wirken die Steine, wenn du das Steinwasser vor und nach einem Übungsset trinkst. Die Übungen für die Chakren findest du im Praxisteil des Buches.

Für den Aufstieg und die Zirkulation des Prana ist es zum einen wichtig, dass sich die Energie in den Nadis frei bewegen kann. Dazu müssen auch die Chakren funktionieren. Diese kannst du dir wie schon erwähnt als Portale unseres Energiestroms vorstellen. Wenn sie blockiert sind, kann es im dazugehörigen Energiebereich zu Störungen im körperlichen und seelischen kommen. Da jedem Energiebereich Organsysteme angeschlossen sind, kann es dort zu Funktionsstörungen kommen. Für das Prana, die von den Yogis als zusammengerollte Schlange an der Basis der Wirbelsäule im Wurzelchakra beschrieben wird, heißt das, dass sie in diesen Bereichen behindert wird und nicht aufsteigen kann.

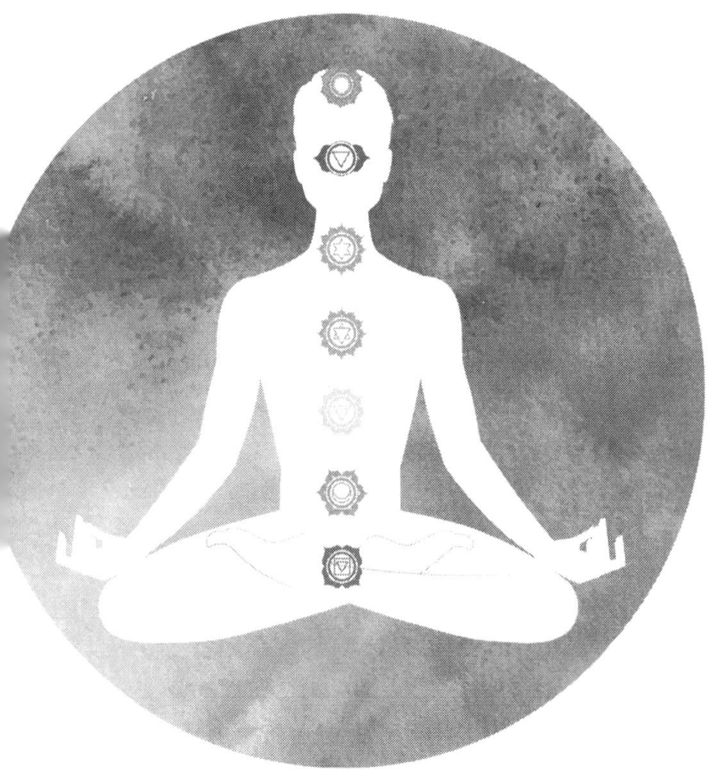

Wie verteilen die Chakren die Energie?

Das Wort Chakra stammt aus dem Sanskrit und bedeutet „Rad“, „Plexus“ oder „Wirbel“. Diese Chakren befinden sich an verschiedenen Stellen entlang der Wirbelsäule, beginnend an der Basis unterhalb der Beckenregion. Es gibt Yoga-Lehrer, die der Überzeugung sind, dass das erste, das Wurzelchakra teils im Körper, teils außerhalb des Körpers liegt und bis hinunter zum Boden reicht, um eine spirituelle Verbindung zur Erde herzustellen, ebenso wie sich das Kronenchakra über den Kopf hinaus ausbreitet und eine Verbindung zum Himmel, zum Göttlichen und der universellen Intelligenz schafft.

Du kannst dir den Energiefluss wie folgt vorstellen: Die Energie bewegt sich durch die Nadis über die Chaka Leitstellen an der Wirbelsäule empor bis hinauf zum Kopf. Jedes unblockierte Chakra ist dabei ständig in Bewegung. Es dreht sich mal rechts herum, mal links herum und bewegt die Energie weiter zum nächsten Chakra.

Jedem Chakra sind bestimmte Organe zugeordnet. Neben den physischen Funktionen können den jeweiligen Chakren auch bestimmte Bewusstseinsebenen zugeordnet werden, die den Mikrokosmos deines Körpers mit dem Makrokosmos des Universums verbinden.

Je nach Heilverfahren sind die Chakren unter unterschiedlichen Bezeichnungen bekannt. Man spricht von Pranazentren, zerebrospinalen Zentren, psychischen Zentren und mehr. In der yogischen Tradition werden sieben Chakren benannt, wobei die Aura auch in energetischer Verbindung mit diesen sieben als achtes Chakra angesehen wird.

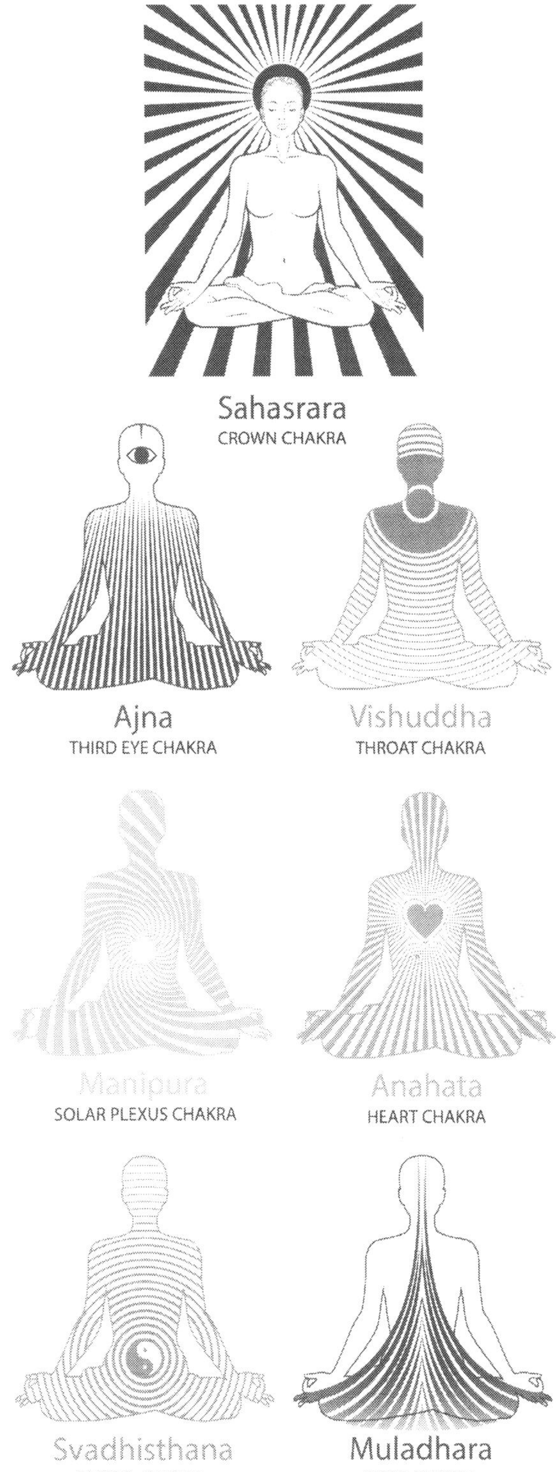

Die Chakren im Überblick

- Wurzelchakra – Muladhara Chakra
- Sakralchakra – Svadisthana Chakra
- Nabel- oder Solarplexus-Chakra – Manipura Chakra
- Herzchakra – Anahata Chakra
- Hals- oder Kehlkopfchakra – Vishuddha Chakra
- Drittes Auge oder Stirnchakra – Ajna Chakra
- Kronenchakra – Sahasrara Chakra
- Aura

Der Grund, aus dem das Kronenchakra nicht als echtes Chakra betrachtet wird, ist unter anderem die Tatsache, dass es die Ganzheit unserer Energie repräsentiert. Es wird aber auch als die Wohnung unseres höchsten Bewusstseins, als „Sitz von Shiva" betrachtet und steht für immanente Energie und Transzendenz.

Jedem Chakra sind eine eigene Farbe sowie bestimmte Kristalle und Edelsteine zugeordnet, die zur Energetisierung oder Stärkung und Heilung angewendet werden können. In der Pranaheilung wird ganz speziell mit diesen Chakrafarben und Kristallen gearbeitet.

Das Wurzelchakra – Muladhara Chakra

Das Wurzelchakra liegt an der Basis der Wirbelsäule im Steißbein-Bereich. Es steht für unser Überleben und für Erdung. Dazu gehören ausreichende Nahrung, ein Dach über dem Kopf zu haben, Geld zur Absicherung unserer Existenz und als Resultat das Gefühl von Geborgenheit. Bei der Energie im Wurzelchakra geht es um diese grundlegenden Dinge, um die Befriedigung unserer Grundbedürfnisse, darum, für uns selbst gut zu sorgen. Ist dies aus irgendwelchen Gründen nicht oder nur bedingt möglich, sind wir gestresst, können nicht entspannen und fühlen uns nicht geerdet, als seien wir in unserem eigenen Leben nicht wirklich präsent.

Die Sanskrit-Bedeutung des Wortes Wurzel beziehungsweise Basis ist „mula“, während „adhara“ Stütze oder Substrat bedeutet. Die Bezeichnung Muladhara für das Wurzelchakra steht deshalb für Unterstützung, die Eigenschaft als „Grundsubstrat“ unser Fundament zu bilden, auf dem wir unser Leben aufbauen können. Entsprechend ist dieses Chakra eine Art Batterie, der Sitz unserer Vitalität, abgestimmt auf die Energien unserer Erde, beispielsweise der Schwerkraft. Dieses Chakra regelt unter anderem auch den unteren Verdauungstrakt und das Skelettsystem.

Auf der Ebene des WurzelChakren identifiziert sich unser Ich mit dem physischen Körper und dem Dasein in physischer Form. Entsprechend liegt die Konzentration bei allem, was mit der Anhäufung materieller Dinge wie Geld und Gütern, Unterkunft, Nahrung zu tun hat. Auch Selbstbezogenheit und der Wunsch nach einem Familienverband und Freunden gehören in diesen Bereich.

Besonders in den ersten Kindheitsjahren ist dieses Chakra sehr aktiv, denn das Kind lernt in dieser Zeit, seine körperlichen Bedürfnisse wie Nahrung, Schlaf und den körperlichen Zustand zu regulieren, um unsere körperliche Verfassung zu sichern.

Farbe: rot

Element: Erde

Edelstein: Granat

Mögliche Zeichen für eine Blockade:

Zögern, Antriebslosigkeit, mangelndes Selbstvertrauen, mangelndes Sicherheitsgefühl, Rückzug, Verdauungsprobleme, Probleme mit dem Bewegungsapparat, dem Blut und den Zähnen

Aktivitäten:

Nutze alles, was dich mit der Natur verbindet, wie Spaziergänge, Wanden, Gartenarbeit. Gehe viel an die frische Luft und nimm diese bewußt wahr.

Beschäftige dich mit Pflanzen.

Nutze in der Kleidung die Farbe des Chakren, rot. Aromen, welche aktivierend wirken, wie Nelke, Rosmarin, Patchouli und Zypresse, kannst du zusätzlich als Aromatheapie einsetzen.

Affirmation:

„Ich bin."

Das Sakralchakra - Svadhisthana Chakra

Das Sakralchakra liegt im Becken, etwas unterhalb des Nabels nahe dem Kreuzbein. Dieses Chakra regelt die Art, wie wir auf neue Erfahrungen reagieren. Dieser Bereich berührt unsere Kreativität, unsere Fantasie, Vergnügen und Wohlbefinden, Sinnesfreuden wie Essen und Trinken und die Art, wie wir mit Sexualität umgehen. Es wird auch als Sexualchakra bezeichnet.

Manche Yoga-Lehrer gehen davon aus, dass unsere Emotionen in diesem Chakra leben. Auf jeden Fall aber geht es in diesem Chakra darum, ob und wie weit wir Gefühle zulassen oder ob wir eher nicht bereit sind, etwas oder uns selbst zu fühlen.

Das Sanskrit-Wort „sva" steht für das Selbst und kann auch mit „eigen" übersetzt werden. „Adhisthana" steht für den Wohnsitz oder die Wohnung. Der yogischen Tradition entsprechend bezieht sich dieser Begriff auf die Vorstellung, dass unser Unbewusstes dieses Chakra als „Lagerhaus" nutzt. Die hier gelagerten Erfahrungen bilden die Grundlage dessen und verfestigen das Gefühl, wie sich ein Mensch als individuelles Wesen wahrnimmt. In diesem Chakra geschieht die Einstimmung auf magnetische Kräfte und die Wasserenergie, Instinkte wie Hunger, Durst, Schlaf und Sexualität werden hier überwacht. Die Bildung von Sensibilität und sozialem Konformismus sind diesem Bereich zuzuordnen. Im Sakralchakra identifiziert sich das Ich mit dem Gefühl der Freude an der Empfindungsfähigkeit. Auch Eifersucht, Verführung und Leidenschaft haben hier ihren Sitz.

Auf der körperlichen Ebene geht es bei diesem Chakra um die Regelung unseres Fortpflanzungssystems und das Wasserelement in unserem Körper, also die Nieren und die Harnwege.

Farbe: orange

Element: Wasser

Edelstein: Karneol

Mögliche Zeichen für eine Blockade:

Verschlossenheit, Neigung zu Sorgen, Einsamkeit, Selbstzweifel, Probleme mit der Harnausscheidung, hormonelle Dysbalancen, Sexualstörungen

Aktivitäten:

Suche viel Kontakt zu dem Element Wasser. Dusche oder bade ausgiebig oder gehe regelmäßig schwimmen. Auch Fußbäder oder bewußtes Händewaschen bringen dieses Chakra in Energie. Zusätzlich trinke viel Wasser oder reinigende Tees, wie Brennnesseltee.

Die Farbe orange in deinem Umfeld, ob in Kleidung, Wänden oder Dekorationsgegenständen, harmonisiert das Sakral-Chakra.

Aromen, wie Orange, Tonkabohne, Ylang-Ylang und Sandelholz wirken positiv.

Affirmation:

„Ich bin wertvoll. Ich fühle was ist und was ich bin."

Solarplexuschakra - Manipurachakra

Das Solarplexus-Chakra auf Höhe des Nabels ist zuständig für unser Selbstwertgefühl und Selbstvertrauen sowie den eigenen Willen und dafür, ob und wie wir unsere Aufgaben erledigen. Ist dieses Chakra ausgeglichen, sind wir in der Lage, uns durchzusetzen und unseren Verpflichtungen stressfrei nachzukommen. Ist es jedoch überaktiv, mutieren wir oft zum Workaholic, der sich nicht entspannen kann. Ein Energiemangel in diesem Bereich macht uns zögerlich.

Das Sanskrit-Wort für „mani" ist Juwel oder Edelstein. „pur" heißt Stadt. Übersetzt ist die Bedeutung von Manipura „Stadt der Edelsteine" und bezieht sich auf die Prana-Intensität. Die Energie in diesem Bereich hat mit der subtilen Feuerenergie (Agni) zu tun und entsprechend stellt es unser Zentrum der Energie und Dynamik dar.

Dieses Chakra wird auch als Nabelchakra bezeichnet. In der TCM steht es für das „Hara", unser Energiezentrum und ist unter anderem daran beteiligt, unsere sexuelle Energie in eine subtilere energetische Form zu sublimieren.

Im Solarplexus-Chakra wohnt das Ego. Von daher geht es in diesem Bereich vorherrschend um den Drang nach Aufmerksamkeit und Macht, Ruhm und das Erlangen einer angemessenen sozialen Stellung. Selbstachtung, Selbstbeherrschung, starke persönliche Willenskraft und Respekt, Belohnung, weltliche Ambitionen und Sozialstatus sowie das Streben nach Verdienst sind das Ich-Thema in diesem Chakra.

Wenn dieses Energiezentrum besonders aktiv ist, kommt es zu Wettbewerbsdrang und extrovertiertem Benehmen. Solche Menschen sind meistens „Macher", Führungskräfte mit starker Ausstrahlung und können zu Kontrollfreaks werden, die andere dafür benutzen, ihre Ambitionen durchzusetzen. Auch Stolz, Eitelkeit und Gewalttätigkeit sind hier angesiedelt.

Physisch betrachtet regelt das Solarplexus-Chakra das Verdauungssystem, bestehend aus Leber, Gallenblase, Magen und Milz sowie die Prozesse von Verdauung, Stoffwechsel und Entgiftung.

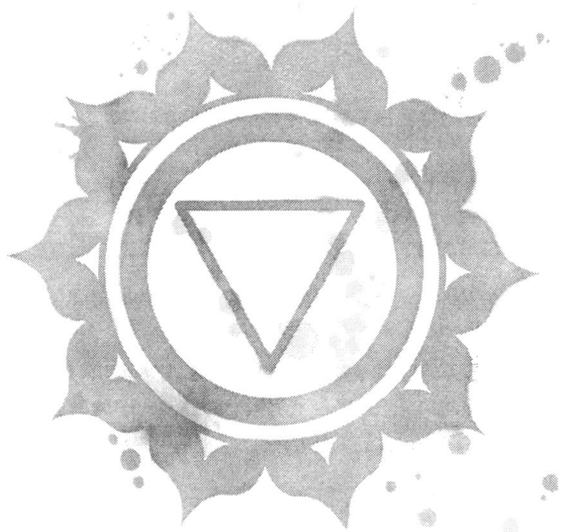

Farbe: gelb

Element: Feuer

Edelstein: Citrin

Mögliche Zeichen für eine Blockade:

Energielosigkeit, Schwächegefühl, hinterfragen von Entscheidungen, Unsicherheit, Minderwertigkeitsgefühle, mangelnde Intuition, Verdauungsprobleme, empfindlicher Magen

Aktivitäten:

Nutze viel Sonnenlicht. Gehe hinaus und nutze die Sonneneinstrahlung.

So oft du kannst. Wenn du einen Kamin hast, dann setze dich bewußt davor und beobachte das Feuer. Auch Kerzenlicht wirkt aktivierend auf dieses Chakra. Umgib dich mit hellen, leuchtende Farben in allen Gelbvarianten.

Ernähre dich mit wärmenden, vollwertigen Kohlenhydraten aus Getreiden, Reis, Mais und Hirse.

Aromen, wie Myrrhe, Lavendel und Sandelholz wirken positiv aus dieses Chakra.

Affirmation:

„Ich kann das. Ich schaffe das."

Das Herzchakra - Anahata

Das Herzchakra gilt als Drehpunkt-Chakra. Es befindet sich im Herzzentrum genau in der Mitte zwischen den anderen Chakas. Dieses Energiezentrum regelt die Beziehung zu uns selbst und zu anderen Menschen. Es lässt uns Freude spüren und erlaubt es uns, uns auf uns und andere einzulassen, uns in unserer eigenen Haut präsent und zu Hause zu fühlen.

Das Sanskrit-Wort „Anahata" kann wörtlich mit „das unbetroffene Zentrum" übersetzt werden und bezieht sich auf die Vorstellung, dass der sogenannte „kosmische Klang" (Shabda Brahman) speziell auf dieser Energie-Ebene gehört wird. Es geht um den Klang OM, der als Samen aller Klänge gilt und der im Herzen beginnt. Dieses Chakra ist außerdem mit dem Element Luft verbunden. Die Themen sind Selbstlosigkeit und bedingungslose Liebe, die in diesem Chakra erwacht, um Zuneigung Demut und transpersonale Emotionen. Es ist der Sitz von Toleranz und guten Neigungen, Harmonie und angemessenes Mitgefühl. Auf der Ebene des HerzChakren spielen die Bindung an weltliche Freuden und Sicherheit oder sozialen Status keine Rolle. Die treibende Kraft in diesem Bereich ist die Kraft der Liebe.

Auf dieser Ebene gibt es keine Bindung mehr an Sicherheit, weltliche Freuden, Ehre oder sozialen Status, da die treibende Kraft die Liebe ist. Dieses Chakra vereint die Positionen der drei unteren, weltlichen Energien mit denen der höheren Ebenen, die durch edle Ideale, gehobene Kunst, Musik, Poesie und Tugendhaftigkeit repräsentiert werden, denn hier ist der Sitz der Inspiration. Empathie und Freundlichkeit, Großzügigkeit, selbstloses Handeln, Sanftmut und Toleranz, Glaube und Hingabe bis hin zur Selbstaufopferung haben hier ihr Zuhause.

Auf der physischen Ebene regelt das Herzchakra die Systeme von Kreislauf und Atmung sowie das Immunsystem.

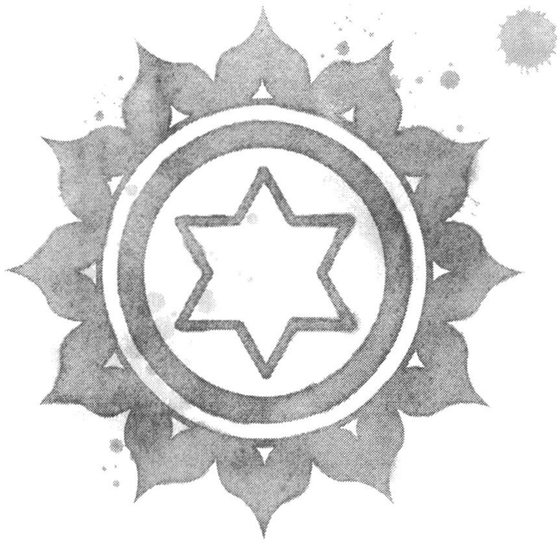

Farbe: grün

Element: Luft

Edelstein: Aventurin

Mögliche Zeichen für eine Blockade:

Mangelnde Empathie, Nachtragend sein, Gefühlsschwäche, innere Leere, Atembeschwerden, Kreislauf oft instabil, Allergien

Aktivitäten:

Auch hier harmonisiert die Natur. Gehe viel ins „Grüne". Besonders der Aufenthalt im Wald stimuliert das Herzchakra. Mache lange Wanderungen in den Wäldern und atme die unvergleichliche Waldluft. Beobachte dabei bewußt das grün der Bäume, das Moos oder der Gräser auf Lichtungen. Hier kannst du wirklich tiefgreifend die Lebensenergie tanken und das Herzchakra aktivieren. Umgib dich mit grünen Farben, bei deiner Kleidung und deinem Umfeld.

In der Ernährung solltest du viel Gemüse, insbesondere die grünen Sorten essen.

Duftaromen, wie Rose, Geranium und Jasmin wirken auf das Herzchakra.

Affirmation:

„Ich bin ein wertvoller, liebenswerter Mensch. Ich lebe in Frieden und Liebe zu allem."

Das Halschakra, auch Kehlkopfchakra - Vishuddha

Direkt über dem Herzchakra über der Halshöhle sitzt das Hals-Chakra. Es regelt unsere Fähigkeit und Bereitschaft zur Kommunikation. Es geht um Selbstdarstellung und darum, ob und in welcher Art und Weise wir unsere Ideen in die Welt tragen.

Das Sanskrit-Wort Vishuddha bedeutet „Reinigungszentrum" und bezieht sich auf seine Eigenschaft der Reinigung und Harmonisierung polarer Energien. Hier hat das Element Äther das Sagen und es entspricht den Energien von Zeit und Raum. Spirituelle Intuition, tiefe und schnelle Intelligenz, symbolische und ästhetische Visionen gehören alle in diesen Chakra-Bereich. Das Halschakra ist das Energiezentrum der Harmonie, des Friedens und der Reinheit, der Verfeinerung, Erhebung und der hochgesteckten Ideale. Mit diesem Chakra werden Genuss und Zartheit, Freundlichkeit, Reinheit und göttlicher Charme verbunden. Es wird wegen seiner kommunikativen Funktion auch als Sitz der Sprache (Bharati-Sthana) und des kreativen Ausdrucks betrachtet.

Ebenso gilt es als sogenanntes „Zentrum des Nektars", weil auf dieser Ebene „Gifte" verwandelt werden, wie in einem Ofen, der alle Erfahrungen, egal ob angenehm oder unangenehm, in Glückseligkeit und Reinheit verwandelt, eben in den Nektar des Lebens. Im Grunde genommen ist es egal, was dir passiert, könne man in diesem Sinne sagen, es kommt einzig darauf an, was du mit dem tust, was dir geschieht.

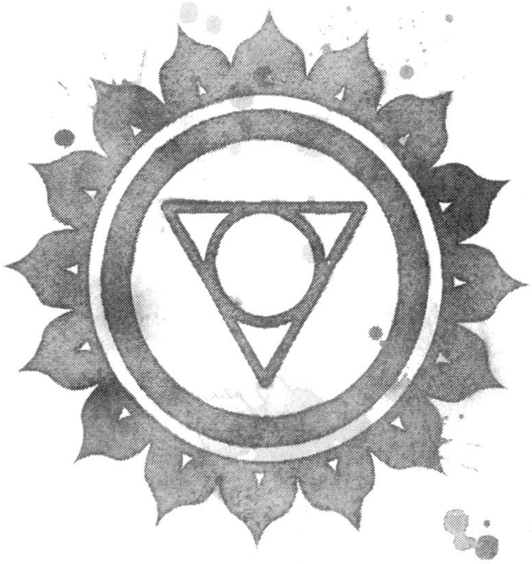

Farbe: hellblau

Element: Luft und Töne in der Luft

Edelstein: Aquamarin

Mögliche Zeichen für eine Blockade:

Soziale Zurückgezogenheit, Schwierigkeiten, im Leben Orientierung zu finden, Blockaden in der Kreativität, Probleme in der klaren Kommunikation der eigenen Bedürfnisse, Stimmprobleme, Probleme in den Atemwegen und im Hals-Rachenraum

Aktivitäten:

Hellblau als Umgebungsfarbe wirkt stimulierend auf das Halschakra. An der frischen Luft mit blauen Himmel solltest du diesen besonders lange beobachten und auf dich wirken lassen. Achte darauf, viel frische, saubere Luft einzuatmen und atme hier tief.

Blaue Kleidung oder Wäsche, wie Bettwäsche, wirken auf das Halschakra aktivierend. Vielleicht kannst du auch Bilder mit tief blauem Himmel in deiner Wohnung aufhängen. In der Ernährung kannst du auf viele Früchte und Gemüse mit dem Pflanzenfarbstoff Anthocyan zurückgreifen. Dieser ist tiefrot, fast violett-blau.

Das sind zum Beispiel Blaubeeren, Aronia, Cranberrys oder Rotkohl und rote Beete.

Aktivierende Aromen, wie Eukalyptus, Cajeput und Limette harmonisieren zusätzlich. Singen und Summen aktiviert die Kreativität und auch dein Halschakra.

Affirmation:

„Ich spreche Wahrheit. Ich bin es wert geliebt zu werden."

Das Dritte Auge oder Stirnchakra - Ajna

Das Stirnchakra befindet sich zwischen den Augenbrauen, aber etwas darüber, auf der Höhe von Hypophyse und Zirbeldrüse. Dieses Chakra regelt unsere Vorstellungskräfte und unsere Intuition, die Fähigkeit zum Denken und zum Treffen von Entscheidungen sowie unsere Fähigkeit zur Weisheit. Ist es ausgeglichen, sind wir in der Lage, das Gesamtbild dessen zu sehen, was in unserem Leben relevant ist. Bei einem unausgeglichenen Stirnchakra besteht die Gefahr von Engstirnigkeit und verpassten Chancen. Wir bleiben in überkommenen Gewohnheiten stecken und unsere Gedanken drehen sich im Kreis. Wir sind nicht in der Lage, über unseren Tellerrand hinauszusehen.

Das „Dritte Auge" oder Stirnchakra ist unsere mentale Befehlsstation. Es steht für Intelligenz und versetzt uns in die Lage zu tiefer Einsicht und zu der Fähigkeit, uns mit dem kosmischen Geist zu verbinden. Dieses Chakra steuert alle unter ihm angesiedelten Chakren. Es repräsentiert die Ebene von Harmonie und Bewusstsein und macht die direkte Kommunikation zwischen uns Menschen möglich. Es wird auch als „Licht des Selbst" bezeichnet, also Bewusstsein, das durch reines Licht ausgedrückt wird. Wird dieses Chakra erweckt, zerstreut sich jegliche Unbeständigkeit des individuellen Geistes und die Wahrnehmung sowie das Verständnis für die Bedeutung von Symbolen wird möglich. Auf der physischen Ebene koordiniert das Dritte Auge die Funktion von Zirbeldrüse und Hypophyse.

Das Ajna-Chakra wird außerdem als Sitz der Siddhis, der paranormalen psychischen Kräfte wie Hellsehen oder Telepathie betrachtet. Für den Praktizierenden bedeutet die Erweckung des Ajna-Chakra im Grunde, dass er die Kontrolle über Emotionen, Geist und Prana erlangt hat. Seine Absichten werden sich beinahe automatisch manifestieren und ihn in die Lage versetzen, allein durch die Kraft seines Geistes alles zu erreichen, was er sich vornimmt. Dieses Chakra repräsentiert eine erhöhte Bewusstseinsebene, Tapah Loka genannt. Hier werden Überbleibsel von Unvollkommenheit weggebrannt. Wir kommen in die Lage, den Schleier der Illusion anzuheben und mit falschen Identifikationen Schluss zu machen. Man nennt es auch das „Verbrennen des Karmazentrums", denn der Geist wird auf dieser Ebene ein Instrument zur Selbstoffenbarung. Auf dieser Bewusstseinsebene können wir die Essenz hinter allem Sichtbaren erkennen.

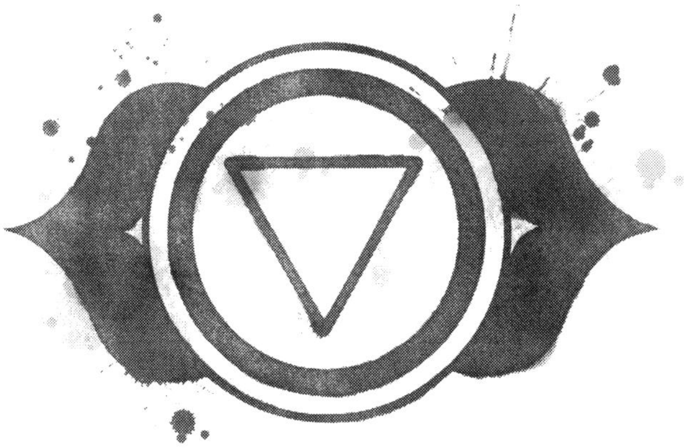

Farbe: blau bis tiefblau

Element: Licht

Edelstein: Lapislazuli

Mögliche Zeichen für eine Blockade:

Sorgen, Zukunftsangst, sich hinterfragen, Probleme, intuitive Entscheidungen zu treffen, Kopfschmerzen, Konzentrationsmangel, mangelndes Selbstbewusstsein, Gedankenkreisel, anfällig für Stress und Überlastung, Wirrwarr der Gedanken, Probleme mit den Augen, Nasen- und Ohrenbeschwerden, häufig Verspannnungskopfschmerzen.

Aktivitäten:

Auch hier wirkt die Umgebung in tief bauen Tönen aktivierend auf das Chakra. Blaue Kleidung, Decken und Wäsche können dieses Chakra günstig beeinflussen. Der Blick in tief blaues Wasser eines Sees oder dem Meers können helfen.

Bewege dich an frischer Luft. Lasse deiner Phantasie freien Lauf, indem du Geschichten erdenkst. Schaffe über Systeme Strukturen in deinen Abläufen und aktiviere dein Gedächtnis.

Düfte, wie Veilchen, Melisse, Verbena und Zitrone, stimulieren das Stirnchakra.

Affirmation:

„Ich sehe meine Stärke und Kraft."

Das Kronenchakra - Sahasrara

Obwohl, wie bereits zu Beginn dieses Kapitels erwähnt, das Kronenchakra von vielen Gurus und in vielen Schriften nicht als echtes Chakra, sondern als Portal zur Einheit und zur höchsten Realität von Shiva angesehen wird, nehmen wir es hier als 7. Chakra mit auf.

Dieses besondere Chakra repräsentiert unsere Fähigkeit, uns vollständig mit dem Universum oder je nachdem, wie du es betrachten magst, mit der ursprünglichen Quelle, der höchsten universelle Lebensenergie oder mit Gott zu verbinden. Wenn wir während einer Chakra-Yoga-sitzung in der Savasana-Abschluss-Asana liegen und das Gefühl tiefer Verbundenheit erfahren, ist mit Sicherheit das Kronenchakra beteiligt.

Die Bezeichnung „Sahasrara" steht für „die tausend Blütenblätter (des Lotus)" und für die Summe aller Energien des Menschen. In der yogischen Sichtweise und Tradition umfasst „Sahasrara" in der Bedeutung die ganzheitliche Integration und wird auch als „Shunya" (die Leere) betrachtet. Dabei geht es um Shiva als den Zustand der Transzendenz.

Das Kronenchakra befindet sich entsprechend der yogischen Tradition ganz oben auf dem Kopf. Es wird aber nicht nur deshalb als „Kronenzentrum" bezeichnet, sondern auch weil es den Höhepunkt der spirituellen Praxis (Sadhana) darstellt und demgemäß als Krönung der yogischen Praxis angesehen wird. Um den Zustand der höchsten Verbindung mit dem göttlichen Bewusstsein zu erlangen, wird ein Yogi, der sich vollkommen diesem Ziel gewidmet hat, jedes mögliche Mittel anwenden.

In diesem Sinne stellt das System der sechs Chakren symbolisch den spirituellen Weg und Fortschritt eines Menschen dar, beginnend mit der instinktiven Ebene des ersten Chakren bis zur höchsten, ausgedrückt durch das Ajna-Chakra. Dieser Weg endet erfolgreich im Kronenchakra als Ausdruck des Höchsten Bewusstseins. Gleichzeitig löst sich mit dem Aufstieg der Energie durch die Chakren, die in verschiedenen Schichten dem Potenzial aller universeller Energie in uns Menschen entspricht, das Ich-Gefühl mehr und mehr auf. Mit jedem Chakra, das auf diesem spirituellen Weg erwacht, blühen die mit diesem Chakra verbunden Energie auf, während die relativen Aspekte, die für die jeweilige Ebene stehen, mehr und mehr in den Hintergrund treten.

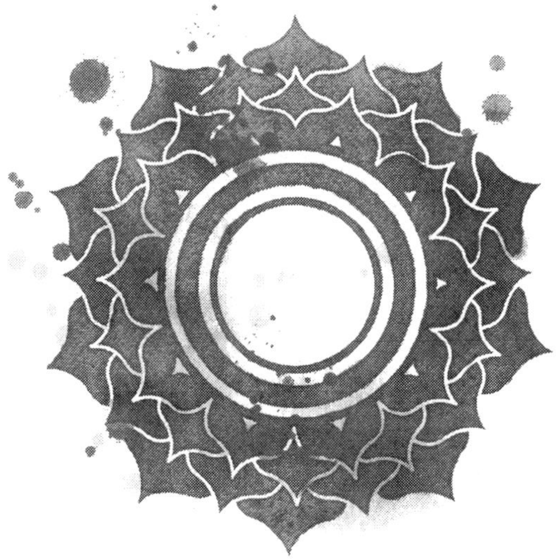

Farbe: lila, violett

Element: Denken

Edelstein: Amethyst

Mögliche Zeichen für eine Blockade:

Ziellosigkeit, Unruhe, Energielosigkeit, Konzentrationsmangel, mangelnder Antrieb, schwaches Immunsystem.

Aktivitäten:

Suche innere Ruhe und Klarheit durch Bewegung allein in der Natur. Zeige Dankbarkeit dir selbst und anderen gegenüber. Trage eher weiße Kleidung, welche durch ihre Reinheit Klarheit in die Gedanken bringt und nicht ablenkt. Gestalte dein Umfeld klar, hell und reduziert.

Aromen, wie Weihrauch, Myrrhe und Sandelholz wirken harmonisierend.

Affirmation:

„Ich bin. Ich bin Wahrheit"

Das achte Chakra – die Aura

In der Tradition des Kundalini Yoga gilt die Aura und somit das den Menschen umgebende elektromagnetische Feld ebenfalls als Chakra. Sobald sich die sieben genannten Energiezentren geöffnet haben, steigt die Kundalini-Energie durch diese aktivierten Chakren auf und verteilt sich über das Kronenchakra am Oberkopf in der Aura. Aus diesem Grund wird die Aura im Kundalini Yoga als achtes Chakra betrachtet.

Dieses Chakra befindet sich im Lichtenergiefeld, über unserem Kopf schwebend wie eine goldene Sonne, die sich ständig dreht. In religiösen Gemälden wird es oft als Heiligenschein dargestellt, der den Buddha, Jesus Christus, die Engel oder andere religiöse Figuren umfließt. Es wird auch „Quelle des Heiligen" genannt und kann mit dem christlichen Begriff der Seele gleichgesetzt werden.

Das achte Chakra als Bewusstseinszentrum ermöglicht uns problemlos die Erfahrung von Bereichen, die sich jenseits des physischen Körpers befinden. Die Aura als achtes Chakra ist auch Teil der hinduistischen Tradition und kommt ebenfalls in anderen Chakrensystemen zum Tragen.

Dieses Chakra steht für die allumfassende Liebe und die Verbindung mit dem Göttlichen. Es heißt, dass derjenige, der seine Aufmerksamkeit auf das achte Chakra richtet, die Möglichkeit hat, sich mit dem ursprünglichen Wissen zu verbinden, auch wenn er es nicht selbst erworben hat. Es gibt Übungen und Meditationen, die eine Rückverbindung herstellen sollen, wenn wir im Laufe unseres Lebens die Verbindung verloren haben.

Wenn wir über das achte Chakra meditieren, indem wir die hochschwingenden Energien der Aura durch die Chakren senden, helfen uns diese bei der Reinigung aller anderen Energiezentren. Das achte Chakra hält die Kräfte aller anderen Chakren zusammen. Sobald wir sie alle aktiviert haben, strahlt das achte Energiezentrum vollständig aus. Die Aura beginnt uns zu schützen und zu projizieren. Die Praxis des Kundalini Yoga nach Yogi Bhajan hat die Aufgabe, unser gesamtes Energiesystem ins Gleichgewicht zu bringen und all unsere Energien in die Aura zu leiten.

Die drei Energie-Granthis

Die Bezeichnung „Granthi" stammt aus dem Sanskrit und kann Knoten, Fessel, Gelenk, Verhärtung oder auch Schwellung bedeuten. ImYoga bezeichnet das Wort „Granthi" blockierte Energie in den bereits besprochenen Nadis, den Energiekanälen. Sie leiten unsere Lebensenergie durch den gesamten Körper, wenn sie frei fließen kann. Sie unterstützt unsere spirituelle Entwicklung. Der mittlere oder Hauptkanal unter den Nadis ist das „Sushuma Nadi". Es verbindet das Materielle mit dem geistigen Prinzip. Mit anderen Worten verbindet es die unteren mit den oberen Chakren. Wenn die Energie aufsteigt, können wir auf ihrem Weg mit Hilfe von Übungen die drei Hauptknoten lösen.

Es geht dabei um die drei folgenden Granthis:

- Brahma Granthi
- Vishnu Granthi
- Rudra Granthi

Die Granthis entlang der feinstofflichen Wirbelsäule stören das Erwachen der Chakren und das Aufsteigen des Prana – oder verhindern es komplett, denn die feinstoffliche Energie muss zunächst alle drei Granthis passieren und durchdringen. Diese drei psychischen Knoten sitzen auf den Ebenen des Wurzelchakren, des HerzChakren und des Dritten Auges, des Ajna-Chakren. Jeden dieser Knoten kannst du mit einem bestimmten Zustand der Kontraktion des persönlichen Bewusstseins vergleichen. Er drückt eine Art der Bindung oder Fessel aus, die nicht nur den Weg zu höherem Wissen behindert oder sogar verhindert, sondern gleichzeitig die Realität über unsere wesentliche Natur im Dunkeln lässt. Die Energie kann nicht frei fließen. Sobald die Granthis aufgelöst werden, kann die Lebensenergie Prana spontan aufsteigen und zu einer tiefen Bewusstseinserweiterung führen. Dieser Zustand gilt unter Yogis als „Nektar der Unsterblichkeit".

Um die Granthis zu zerschlagen und zu entknoten, musst du sozusagen deinen „inneren Schweinehund" überlisten. Dabei kann dir das Chakra-Yoga behilflich sein. Sobald die blockierte Energie aufgelöst ist, kann sie aus den unteren Chakren nach oben aufsteigen. Du erlebst dann deine Kraft und Energie und kommst in den Lebensfluss, den du dir wünscht. Ungeahnte Kräfte lassen dich deine Ziele erreichen und zu einem tiefgreifenden Bewusstsein gelangen. Du lebst in Frieden mit allem, in Freude und verspürst Glück.

Brahma-Granthi - den ersten Knoten lösen

Der unterste, erste Knoten liegt oberhalb des WurzelChakren und ist mit ihm verbunden. Er besteht aus einem Gewirr von verschiedenen Nadis und steht für die erste und psychische Kontraktion eines Menschen sowie den Überlebensinstinkt, den Drang zur Fortpflanzung, instinktives Verhalten, Passivität, Trägheit und für die Verbundenheit mit allem Materiellen.

Energieblockaden in diesem Bereich verhindern, dass Pranain den Hauptkanal (Sushuma) hineingelangen kann. Links und rechts von diesem Energiekanal liegen die Kanäle Ida und Pingala und die Lebensenergie fließt dort hinein. Das WurzelChakren, das unterhalb des Steißbeins liegt, kann nicht mehr frei schwingen und die individuelle Verbundenheit eines Menschen mit der Urquelle der Schöpfung wird möglicherweise unterbunden.

Erweckst du die Lebensenergie Prana, durchstößt sie den Knoten und berührt den geistigen, feinstofflichen Bereich. Aus dem Zustand der Dualität wird eine Erfahrung der Einheit. Die befreite Energie fließt nun aus dem Wurzelchakra in das Sakralchakra weiter und kann nicht mehr durch Instinkte blockiert werden. Die Lebensenergie (Prana) fließt intensiver über das Wurzel-Chakra ein. Das führt dazu, dass du die Lebendigkeit deines feststofflichen Körpers und deines Menschseins intensiver erlebst.

Übungsempfehlungen zu Brahma Granthi

Asana „Mutterhaltung" zur muskulären Entknotung

1: Setze dich mit angewinkelten Beinen auf ein niedriges Kissen am Boden. Um Hüftgelenk und Beckenraum zu lockern und von muskulären Granthis zu befreien, musst du den Körper in gewisser Weise zunächst etwas verknoten. Hebe das angewinkelte linke Bein an und umfasse es mit dem linken und rechten Arm. Ziehe das Bein an dich heran und wiege es wie ein Baby hin und her. Lege nun das Bein sanft wie ein Baby wieder zurück auf die Erde. Dadurch werden die muskulären Granthis entknotet. **2:** Wiederhole die Übung mit dem rechten Bein.

Schwingungston „U" zur feinstofflichen Entknotung

Du sitzt in Mediationshaltung und wiederholst einen tiefen, sonoren Ton auf dem Vokal „U", bis du die Vibrationen in deinem Beckenraum spürst.

Urschutz-Affirmation zur mentalen Entknotung

Wiederhole täglich die Affirmation:

"Ich bin, ich bin Teil des Kosmos und der Schöpfung. Ich bin behütet und beschützt."

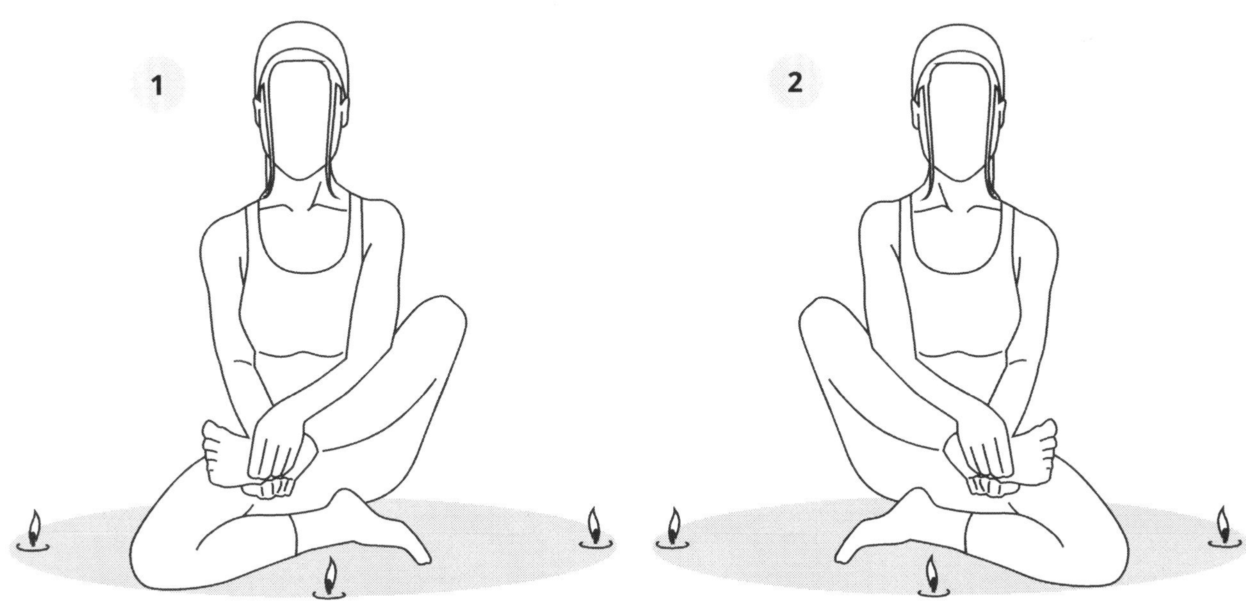

Vishnu Granthi - den zweiten Knoten lösen

Die Öffnung des Brahma Granthi führt dazu, dass wir über unsere fünf Sinne die feinstoffliche Welt wahrnehmen. Unsere gesamte Art der Wahrnehmung verändert sich. Der Vishnu Granthi befindet sich etwa auf Höhe der Kehle. Er öffnet das Solarplexus- und das Herzchakra. Wenn sich dieser Knoten entwirrt, erfahren wir reine Liebe und die freigesetzte Energie kann in den Kopf aufsteigen. Dank dieser Erfahrung können wir erkennen, dass wir alle miteinander verbunden sind. Das Ego ist transzendiert. Wir werden zu reiner Freude und zu bedingungsloser Liebe fähig. Ängste, innere Abgründe und unangenehme Eigenschaften können überwunden werden.

Der Knoten von Vishnu hat mit emotionaler Bindung zu tun, der Bindung an begrenzte Formen von guten Taten und Mitgefühl und guten Taten. Hier sitzt der Wunsch zur Bewahrung spiritueller Ordnungen und alter Traditionen. Doch auch der Respekt und die Hingabe an spirituelle Ordnungen und Wissen können zu einem Band werden. Durch Glauben, Wissen und Unterscheidungsfähigkeit kann sich der Vishnu Granthi lösen. Sobald es transzendiert ist, können wir den Zweck des Kosmos als Teil des göttlichen Plans erkennen. Wir werden uns der universellen Qualität der Energie bewusst und ermöglicht dem Yogi einen natürlichen Zugang zur universellen Quelle der Energie. Er muss sie nicht mehr aus seinen eigenen Energiezentren schöpfen.

Der Vishnu Granthi ist mit dem Herz-Chakra verbunden. Ist er verknotet, hält er uns in emotionale, weltliche Querelen verstrickt. Stell dir ein von einem starken Band umschnürtes, aus der Form geratenes Lebkuchenherz vor, dessen fruchtige Füllung herausquillt und nur innere Leere zurücklässt. Dieser Knoten verhindert unsere Fähigkeit zur Verbindung mit feinstofflichen Dimensionen. Er hält uns an die irdische, materielle Welt gefesselt, obwohl im Grunde genommen alles Materielle zu neunundneuzig Prozent feinstofflicher Energie besteht.

Sobald der Vishnu Granthi von seiner Verknotung befreit ist, verlässt uns die Gebundenheit und Schwere des irdischen Daseins. Unser Herz-Chakra kann frei vibrieren und alle feinstofflichen Schwingungen und Energien wahrnehmen. Wir erleben in aller Klarheit, dass alles gut ist, so wie es ist.

Übungsempfehlungen zu Vishnu Granthi

1: Asana „Herz-Chakra" zur Lösung muskulärer Granthis in Brustkorb und Brustwirbelsäule

Lege dich in Rückenlage auf den Boden und platziere ein Meditationskissen unter deiner Brustwirbelsäule. Die Beine und Arme ruhen locker am Boden. Der Hinterkopf ist in sanftem Kontakt mit dem Boden. Du kannst ein kleines Kissen darunterlegen. In dieser Lage sind Herz-Chakra und Brustbein der erhabenste Punkt deines Körpers. Atme frei und bewusst über die Nase ein und stelle dir vor, wie du über das Herz-Chakra in der Brustmitte wieder ausatmest.

Schwingungston „A" zur feinstofflichen Entknotung des Vishnu Granthi

In sitzender Meditationshaltung wiederhole den Vokal „A". Der Ton soll aus dem Herzen kommen. Wiederhole den Ton, bis der Klang das gesamte Brustraum zum Vibrieren bringt.

Affirmation „Wahrhaftigkeit" zur mentalen Entknotung des Vishnu Granthi

Wiederhole täglich die heilsame Affirmation:

„Ich bin Wahrheit und lebe in Frieden und Liebe"

1

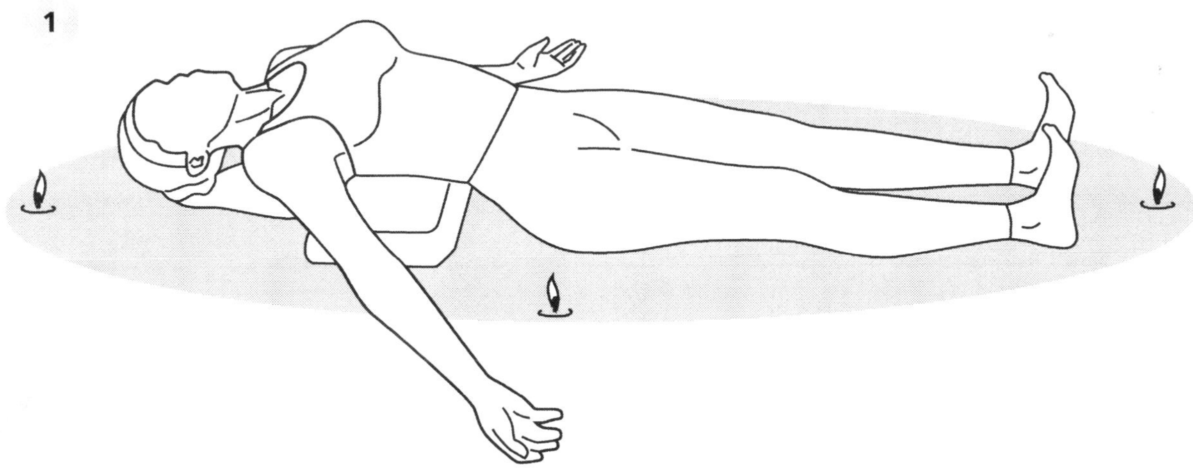

Rudra Granthi - den dritten Knoten lösen

Dieser Knoten liegt oberhalb des Ajna-Chakren. Als großes Hindernis beim Durchbrechen dieses Knotens gilt die Anhaftung an festverankerte Glaubenssätze und Bewertungen. Schaffst du es, diesen Koten durch das Lösen von alten, belastenden Bewertungen zu befreien, gelangst du von der Liebe und Freude, die sich im Vishnu Knoten entfaltet hat, in das reine Bewusstsein und zu der grenzenlosen, unendlichen und unterscheidungslosen Erfahrung des Samadhi. Das Ego bleibt zurück und es enthüllt sich die Wahrheit jenseits deines individuellen Bewusstseins. Du erfährst den Zustand der reinen Erkenntnis, des Seins.

Samadhi kannst du nur aus eigener Kraft erlangen. Dafür musst du dich in der übermäßigen verschwenderischen Lebensführung mäßigen, ein reines Herz und einen völlig gereinigten Geist haben. Deine Energien beziehst du nun völlig aus dem Universum, nicht mehr nur aus deinem physischen Körper. Du wirst alles sehen, alles begreifen und alles lieben, so wie es ist.

Übungsempfehlungen zu Rudra Granthi

Asana „Demutshaltung" zur Lösung muskulärer Knoten in Wirbelsäule, Nacken und Schulterpartie durch passive Rückendehnung

1: Begebe dich in den Fersensitz (Beine anwinkelt, Po auf den Fersen ablegen). **2:** Führe deine Arme zur Erde und lege deinen Kopf mit der Stirn auf dem Boden ab. Strecke die Arme neben dem Kopf nach vorne aus und sei dir der Verbindung zur Mutter Erde durch dein Stirn-Chakra vollkommen bewusst, während du ruhig ein- und ausatmest.

Schwingungston „I" zur feinstofflichen Entknotung des Rudra Granthi

In Meditationshaltung sitzend singe den Vokal „I" in hellen Klang, bis die Klangschwingung den gesamte Kopfraum vibrieren lassen.

Affirmation „Licht" zur mentalen Entknotung des Rudra Granthi

Wiederhole täglich die Affirmation:

„Das Licht und die Weisheit der Lebebensenergie durchströmt meinen Körper. Ich bin Wahrheit und eins mit dem Sein."

1

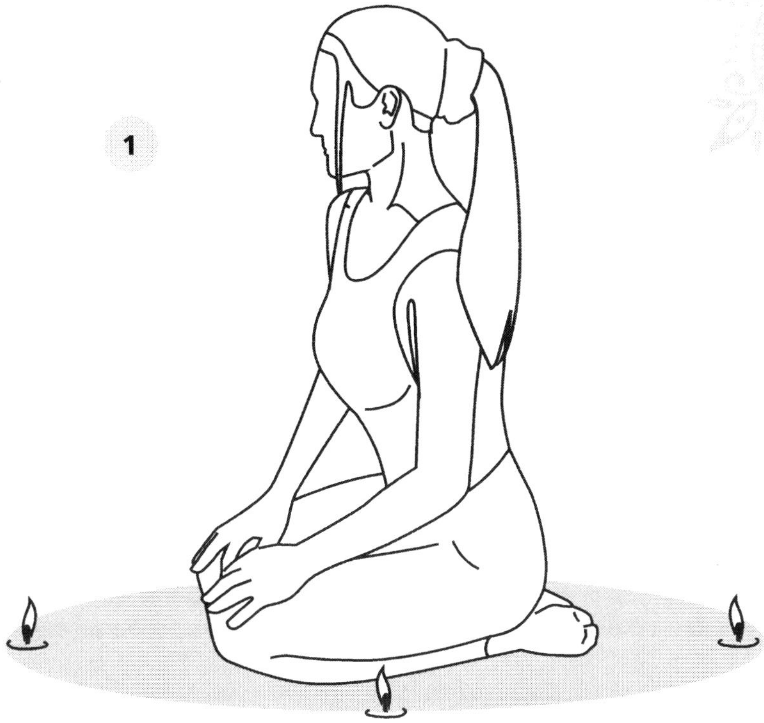

2

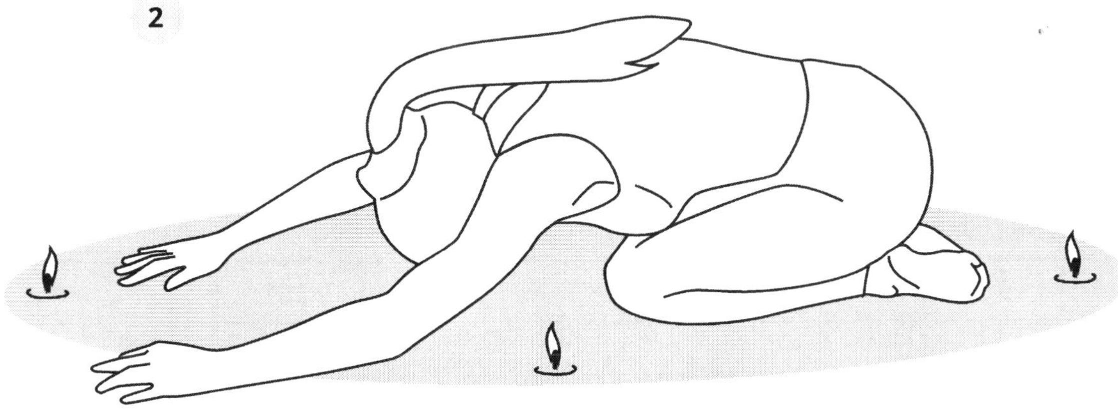

Wie innen, so außen – feinstoffliche Knoten lösen

Im Universum ist alles mit allem verbunden, doch nichts bleibt für alle Zeiten starr aneinanderhängen. Das Konzept der Schöpfung vereint Verbundenheit und Flexibilität. Der Dualität von Verbundenheit und Flexibilität entsprechend kannst du dir auch das Lösen innerer und äußerer Knoten vorstellen.

Muskelknoten (Myogelosen) im feststofflichen, äußeren Körper sind massive, punktuelle Verspannungen. Sie kannst du leicht mit Hilfe von regelmäßigen Yoga-Übungen lösen und gleichzeitig deine Gelenke flexibel halten. Yoga hilft auf sanfte Weise, deine Muskulatur zu entknoten. Wie innen, so außen, heißt es. Wenn die Verknotungen in der Muskulatur sich lösen, löst sich oft auch die innere Haltung auf, die sie verursacht haben. Ebenso kannst du mit einer Veränderung der inneren Haltung auf deinen Körper Einfluss nehmen.

Doch woraus bestehen die inneren feinstofflichen Knoten?

Knoten können sich nicht nur in der Muskulatur bilden. Auch im Nervensystem können Blockaden entstehen. Und auch bestimmte Gedankenmuster, Verstrickungen und niedrigere Charakterzüge unseres Wesens, emotionale und materielle Wünsche, Selbstsucht und die unbewusste Sucht nach Leiden können einen emotionalen oder mentalen Knoten bilden. Dann sind wir unfrei, wir können schlecht loslassen, vor allem, wenn uns dieser Zustand schon jahrelang geprägt hat. Solch eine innere Verknotung macht es uns nicht leicht, uns spirituell zu öffnen, wenn wir nicht irgendwann damit beginnen, Licht in unser inneres Dunkel zu bringen und uns von den schädlichen Vorstellungen zu lösen.

Dafür müssen wir uns unserer individuellen, schädlichen Fesseln bewusst werden. Nur wenn wir den Schritt in die Selbstreflexion machen, haben wir eine Chance, dass wir diese inneren Verknotungen Strang für Strang aufknüpfen und lösen können. Dafür müssen wir unsere Ängste, Glaubenssätze, emotionalen Abhängigkeiten und materiellen Anhaftungen selbstkritisch analysieren und erforschen. Auf diese Weise können wir den Zustand der egozentrischen Selbstsucht in gesunde Selbstliebe verwandeln. Es ist kein einfacher Weg und er braucht seine Zeit. Doch mit Hilfe von Chakra-Yoga und seinen meditativen Übungen können wir jeden Tag einen kleinen Schritt in diese Richtung machen, bis eines Tages die mentalen und feinstofflichen Knoten platzen und die darin gefangene Energie über die Chakren wieder ungehindert fließen kann.

Das Erwachen der Kundalini – und deren Wanderung durch die Chakren

In den vorangegangenen Kapiteln ist beschrieben, wie das System der Chakren unsere Energie wie in einer vertikalen Verteilerstation vom unteren Ende unserer Wirbelsäule bis zur Krone unseres Kopfes und von dort in die Aura weiterleitet. Doch welche Rolle spielt die aufsteigende Energie, Kundalini genannt ?

Stell dir vor, wie sich zwei Energieströme über die Chakren an deiner Wirbelsäule entlangbewegen. Der eine steigt auf, der andere steigt ab. Die beiden Energieströme werden als „Strom der Befreiung" und als „Strom der Manifestation" betrachtet. Durch den ständige Energiestrom nach oben und unten befinden sich die Chakren in ständiger Drehung.

Du könntest dich nun ausschließlich auf den Strom der Befreiung konzentrieren und darauf, dass dieser Energiefluss mit Hilfe des Chakra-Yoga aufsteigt zum höchsten Chakra und dir so die Verbindung mit der göttlichen Intelligenz ermöglicht.

Doch die Energien müssen im Gleichgewicht sein. Du darfst nicht die eine mehr betonen als die andere. Wenn der Strom der Befreiung stark aufsteigt, ohne dass sich der Strom der Manifestation ebenso stark ausdrücken kann, wirst du zwar wunderbare, kreative Ideen entwickeln, aber du kannst sie nicht verwirklichen, weil deine manifestierende Energie nicht gleich stark entwickelt ist.

Andersherum würde jemand, der viel schafft, den Eindruck erwecken, als sei er auf Autopilot geschaltet, jemand, der nicht mit sich selbst und seinem wahren Lebenszweck verbunden ist. Deshalb ist es wichtig, dass die beiden Energieströme gut im Gleichgewicht bleiben.

Die schlafende Schlange – Energiewindung durch die Chakren

Das Sanskrit-Wort „Kundalini“ könnte man mit „kreisförmig“ übersetzen. Die Bedeutung kann auch für „schlafende oder gewundene Schlange“ stehen. „Kundalini“ bezieht sich wie gesagt auf die Vorstellung der alten Kundalini-Meister, dass in unserer Wirbelsäule eine gewundene, dreieinhalbmal eingerollte Schlange ruht. Dieses Konzept ist bereits seit dem 15. Jahrhundert Teil des Hatha Yoga und wurde ein Jahrhundert später in die Yoga Upanishaden aufgenommen. Im übertragenen Sinne bedeutet der Begriff Kundalini, dass sich an der Basis der Wirbelsäule eine schlummernde spirituelle Lebenskraft oder Energie befindet.

Im frühöstlichen Buddhismus und Hinduismus betrachtete man diese göttliche Energie an der Wirbelsäulenbasis im Bereich des Wurzel-Chakren als heilige Schöpfungsenergie, eine Energie, die wir von Geburt an in uns tragen, die wir aber selbst entwickeln müssen. Die kosmische Kraft des individuellen Körpers. Wir müssen die Schlange „abwickeln“, um in den direkten Kontakt mit unserem höheren Selbst und dem Göttlichen zu kommen. Die Praxis des Kundalini Yoga und das Chakra-Yoga, welche eng verflochten sind, soll uns dazu verhelfen, diese potenzielle, mächtige Urkraft zu entrollen und sie in kinetische Energie zu verwandeln. Vom Wurzelchakra aus steigt sie dann entlang der Wirbelsäulen von Chakra zu Chakra auf, bis sie im Kronen-Chakra vollkommen erweckt ist und sich unser volles Potenzial entfalten kann.

Ob sie je aktiv wird oder wie sie aktiv wird, ist je nach Individuum verschieden. Die einen erreichen die Aktivierung über Meditation, eine bestimmte Lebensweise und Ernährung, Glauben in verschiedene Religionen, andere über Yogaübungen und, Atemtechniken. Steigt sie auf, reinigt sie auf dem Weg entlang der feinen Bahnen um die Wirbelsäule und der Nadis alle Chakren und bereitet den gesamten Körper auf die Veränderungen vor, die mit der Erweckung verbunden sein können. Dieser Prozess, der nach dem Öffnen der Krone beginnt, kann Jahre oder sogar Jahrzehnte dauern, begleitet von zahlreichen sogenannten „Vor-Symptomen“. Dem Reinigungsprozess, der in allen Bereichen von Körper, Geist und Seele stattfindet, und dem erfolgreich vollendeten Aufstieg folgt der Durchbruch – wenn es denn dazu kommt. Nicht jeder erreicht dieses höchste Ziel Yoga-Praxis.

Viele Asanas sind so angelegt, dass sie im Bereich der Wirbelsäule die Hauptenergiebahnen und die Chakren aktivieren. Die Freisetzung, Kontrolle und Richtung des Energieflusses lassen sich durch Pranayama (Atemarbeit), Asanas und Kiyas (Körperarbeit), sowie der Arbeit in den drei Granthis unterstützen. Die passenden Übungs-Sets findest du im Praxisteil.

Was passiert, wenn die Energieschlange erwacht?

Wenn du die Veränderung während der aufsteigenden Energie und der Aktivierung der Chakren durchläufst, wirst du möglicherweise ungewöhnliche Empfindungen durchlaufen. Du wirst Veränderungen klar wahrnehmen. Nimm diese an und akzeptiere sie im positivem Sinne, als Zeichen, dass sich dein makroskopischer Körper und dein Energiefluss vereinen und transformieren. Du wirst körperlich Veränderungen sowie verändertes Denken, Fühlen und emotionale Veränderungen bemerken. In den alten Büchern werden teils Symptome beschrieben, welche sicher der Zeit und den Bedingungen aus diesen Zeiten geschuldet und in solcher Dimension heutzutage für dich nicht relevant sind. Alles, was für dich vom Gesunden abweicht, solltest du natürlich sofort von einem Mediziner abklären lassen und hat nichts mit der Arbeit im Chakra-Yoga zu tun.

Im Folgenden kannst du einige der möglichen Empfindungen lesen.

Wenn das Prana in dir erwacht, hast du möglicherweise das Gefühl, einen zweiten Pubertätsprozess zu durchlaufen. Du kannst zu Stimmungsschwankungen starker Sensibilität neigen. Mal bist du hibbelig, du spürst Energiewellen durch deinen Körper strömen. Dann wieder könntest du den ganzen Tag lieber auf dem Sofa verbringen, weil du zu wenig Energie hast. Das liegt daran, dass das Prana nicht linear, sondern in Wellen aufsteigt. Jedes Chakra wird nicht gleichmäßig aktiviert und schwingt sofort im Gleichklang mit den anderen. So kann es zu Schwingungsdybalancen kommen, welche völlig normal sind. So kann es sein, dass du deine Umwelt manchmal nur gedämpft und dann wieder ungewohnt klar wahrnimmst. Du wirst hellhörig für deinen Körper und all seine unterschiedlichen Befindlichkeiten. Das kann durchaus ungewohnt sein. Beobachte dies genau und nimm es als Teil deines neuen Ich an. Schließlich handelt es sich um einen tiefgreifenden Transformationsprozess, der von unterschiedlichen Symptomen begleitet werden kann. Bei Kopfschmerzen, Schwindel oder anderen Beschwerden solltest du wie gewohnt deinen Arzt oder Therapeuten aufsuchen. Manche berichten, dass sie Gerüche und Geschmack deutlicher wahrnehmen. Dies kann durchaus eine Bereicherung deiner Lebensqualität darstellen. Ein Zeichen für die Transformation zur höheren Energieschwingung kann sich auch in veränderten Nahrungsvorlieben äußern. Vielleicht liebst du plötzlich Gemüsesorten oder Obst, welche du sonst lieber gemieden hast.

Vielleicht hast du erwartet, dass das Erwachen der Kundalini und der Anstieg deiner Lebensenergie sofort mit mehr Lebensfreude verbunden sind. Das ist aber nicht so einfach. Denn, besonders dann, wenn du verdrängte und verschüttete Probleme mit dir herumträgst, werden diese im Verlauf des tiefgreifenden Reinigungsprozesses in deinem Inneren unvermeidlich an die Oberfläche gezogen und verstärken sich mit dem Ansteigen der Lebensenergie. Je mehr Energie du zur Verfügung hast, desto mehr Licht wird auf kleinste Unebenheiten in deinem Leben und deinem Inneren fallen. Nimm diese an und bewerte sie neu. Nicht mehr mit dem kleinen Menschen, der du damals warst, sondern siehe und bewerte aus der jetzigen Sicht im Hier und Jetzt. So kannst du diese alten negativen Erfahrungen als Teil deines Seins annehmen.

Vielleicht spürst du verdrängte Ängste stärker, Emotionen tauchen auf, von denen du nicht dachtest, dass du sie in dir trägst. Viele verborgene Facetten deiner Seele kannst du nun wahrnehmen und zum Positiven wandeln.. Der helle Scheinwerfer der Lebensenergie leuchtet selbst die dunkelsten Ecken aus und zerrt heraus, was sich dort versteckt hält.

Probleme, die immer schon vorhanden waren, fallen dir vielleicht jetzt erst als unangenehm auf. Mit jeder Welle der aufsteigenden Energie, die dich durchströmt, bringt sie möglicherweise Verdrängtes zum Vorschein. Nimm dies positiv an, denn nur so kannst du sie bearbeiten, neu bewerten und positiv transformieren. Mit der Fragestellung:

Was hat mir diese Situation aufgezeigt? Hat sie mit dem, der ich heute bin, zu tun? So kannst damit bewusst abschließen.

Bestimmte Erfahrungen im Leben können dazu führen, dass wir unserer inneren Lebenskraft negativ gegenüberstehen, ohne uns dessen bewusst zu sein. Dann behindern wir den Aufstieg des Prana. Diese Ablehnung kann in der Muskulatur zu innerer Härte, Anspannung und Verknotungen führen und sich in unseren Emotionen bemerkbar machen. Oder wir reagieren einfach mit unserem eingebauten Überlebens-Reflex von Fight, Freeze oder Flight. Vielleicht hast du auch Glaubenssätze deiner Familie übernommen, in denen beispielsweise die Sexualität als Ausdruck deiner natürlichen Lebenskraft als etwas, Triebhaftes und Schlechtes dargestellt wird. Auch hier kannst du zu neuen Bewertungen kommen und frei deine sexuelle Kraft ganz natürlich leben.

Um die Prana-Energie durch aktive Chakren genießen zu können, musst du deine innere Haltung verändern. Du musst dich innerlich öffnen und entspannen, damit die Energie fließen kann. Hier können alle Atemübungen dabei sehr hilfreich sein.

Überlasse es deiner Lebensenergie, sich ihren Weg zu suchen. Das Prana und die Schwingung der Chakren wird deiner inneren Entwicklung entsprechend steigen, wenn es an der Zeit ist. Dieser Prozess beginnt von selbst, irgendwann in deiner Chakra-Yoga Praxis.

Du kannst diesen Prozess aber unterstützen, indem du erkennst, bei welchen Themen du dich innerlich verkrampfst und zurückziehst, wo du deinem Energiefluss Fesseln anlegst. Wenn du deine energetischen Bremsklötze erkennst, kannst du dich dafür entscheiden, sie zu entfernen und loszulassen. Bleibe in deiner Mitte. Heilsam ist es auch, diese Bremsklötze liebevoll anzuerkennen, solange du sie noch brauchst. Der liebevolle Umgang mit ihnen wird deine Ablehnung am Ende schmelzen lassen.

Was du tun kannst, um den Loslass-Prozess zu unterstützen:

- Bewegung in der Natur
- ausreichend Wasser trinken
- heilsame Körperarbeit
- Ruhe und Alleinsein
- schwimmen, baden, im Wasser sein
- Spaziergang in der Natur
- weiche Bewegungen
- weiches Atmen

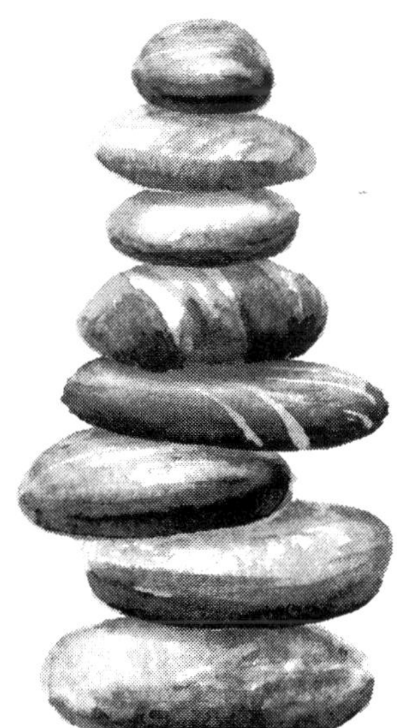

Der richtige Umgang mit Bildern und intensiven Tagträumen

Während des Kundalini-Prozesses kann es passieren, dass innere Bilder oder intensive Tagträume auftauchen.Es kann sein, dass sie dich tief beeindrucken und berühren. Sie können jeden Lebensbereich betreffen, den Beruf, deine Partnerschaft, dein Zuhause oder eine Richtungsänderung in deinem Leben.

Mach dir stattdessen bewusst, dass deine inneren Bilder liebevolle Impulse deiner Seele sind. Sie kommen jedoch aus einer imaginären Welt und du musst ihre Sprache verstehen. Wenn eine solche Bilder in dir auftaucht, beginne, weich zu atmen und fühle dich hinein in die Sprache der Bilder. Spüre nach, von welcher Qualität „die Rede" ist. Ähnlich wie im Traum will uns unsere Seele oft eine Haltung vermitteln, die wir einnehmen sollen. Statt in dem Schloss zu leben, das dir deine Bilder zeigen, sollst du dich vielleicht einfach fühlen wie eine Schlossherrin, königlich und stolz auf das, was du bereits erreicht hast. Wenn du so auf deine inneren Bilder eingehst, wirst du immer besser darin werden, ihre Sprache zu verstehen und kannst entscheiden, ob du es zulassen möchtest, dass sie dich verändern oder nicht. Und vergiss nicht, jede Reise beginnt mit dem ersten Schritt. Das darf ruhig ein Babyschritt sein. Auch kleine Schritte führen zum Ziel. Du brauchst dich nicht unter Druck zu setzen. Nimm sie an und erkunde, welche Botschaft sie dir geben wollen.

Die Energie aus den neu schwingenden Chakrenkann dein Leben erfüllter und lebendiger machen, doch dafür musst du mit dem Flow gehen. Reite auf den Wellen, anstatt dich von ihnen ins tiefe Wasser ziehen zu lassen. Spürst du, dass du mitten in einer Welle bist, bewahre die Ruhe, triff keine wichtigen Lebensentscheidungen und bleibe entspannt. Vertraue deiner Lebensenergie und Intuition und erlaube ihr, durch dich hindurchzufließen, damit du dich entfalten kannst.

Das Stadium der Reinigung

Wie bereits erwähnt führt das Aufsteigen des Prana durch die Chakren zu einem inneren Reinigungsprozess, der auf der körperlichen, energetischen, emotionalen und geistigen Ebene stattfindet. Damit Prana frei fließen und auch das oberste Chakra durchdringen kann, müssen wir die negativen Anhaftungen und bremsende Blockaden, verschwinden lassen, welche unsere wahre Natur verbergen und die verhindern, dass wir unseren inneren Frieden spüren können. Diese Anhaftungen können negative Bewertungsmuster, Haß, Rache, Böswilligkeit, Neid, Geiz oder Gier sein. Diese „Unreinheiten" behindern unsere Fähigkeit, klar zu denken, unsere Gedanken sind oft negativ und wir sind unkonzentriert. Unser wahres Selbst fühlt sich an wie hinter Wolken verborgen.

Mithilfe verschiedener Praktiken können wir diese unreinen Wolken beiseiteschieben und loslassen.

Mögliche Reinigungserfahrungen das Körpers:

Vielleicht spürst du manchmal ein Druckgefühl am Kopf, deine, Nase läuft vermehrt, du bemerkst eine häufigere Blasenentleerung oder deine Augen haben mehr Tränenflüssigkeit. Oder dir fallen Gerüche, die du früher kaum bemerkt hast, verstärkt oder auch unangenehm auf, eventuell schwitzt du mehr als sonst oder dein Appetit verändert sich und du hast jetzt mehr Verlangen nach gesunden Nahrungsmitteln, Obst, Gemüse oder auch Tee.

Treten Kopfschmerzen, Übelkeit oder andere Krankheitssymptome auf, kann dahinter natürlich auch eine Erkrankung stecken. Dies gilt es abzuklären. Darüber hinaus kann es sich aber auch um eine reine Meditations-Reinigungserfahrung handeln. Dann kannst du sie zur Kenntnis nehmen und loslassen.

Im Zuge der Reinigung wird oft von folgenden Erfahrungen berichtet:

- angenehmer, kühler Schauder (Die sogenannte Mondenergie fließt durch die Nadis)
- aufsteigende Hitze im ganzen Körper oder in einzelnen Körperteilen, beispielsweise bei den Pranayama-Atemübungen oder

beim Meditieren (Das ist der Versuch des Prana – hier als Sonnenenergie bezeichnet – in durch die spirituelle Praxis neu geöffneten Energiekanälen zu fließen, die noch teilweise blockiert sind. Die Reibung erzeugt Hitzegefühle.)

- das Gefühl von Energieschwingungen
- plötzlich aufsteigende leichte, aber auch stärkere Emotionen, Erinnerungen steigen auf
- Ausbruch von Tränen mit dem Gefühl von Reinigung und Heilung
- Bewusstwerdung des ständig fließenden Gedankenstroms, Gedankenkreisel
- Verstärkung des Gedankenstroms bei intensiverer Praxis

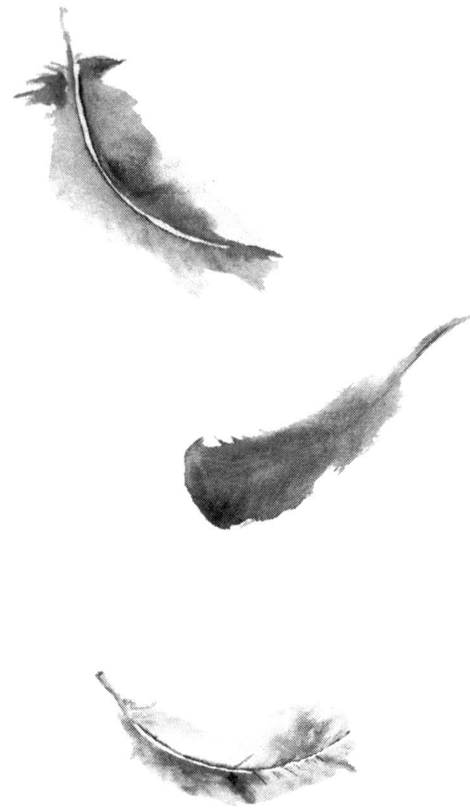

Wenn Emotionen aufsteigen, solltest du nicht bewusst in diese Gefühle hineingehen oder sie analysieren und beurteilen. Lasse sie einfach hochkommen, beobachte sie und lasse sie wieder weiterziehen. Es kann sein, dass du dich zunächst emotional angespannt fühlst, doch die Spannung wird sich bald auflösen und die Erfahrung wird sich in dein Bewusstsein integrieren.

Du erkennst während der spirituellen Praxis, wie viele Gedanken dir ständig durch den Kopf gehen, und dir wird bewusst, dass du deinen Geist nur wenig unter Kontrolle hast. Das ist eine Reinigungserfahrung und ist positiv zu bewerten. Du solltest sie wie die Emotionen anerkennen und wieder verabschieden.

Das Stadium der Vertrautheit

Bist du sehr weit im Prozess der aufsteigenden Energie durch die Chakren gekommen, kannst du deutliche Veränderungen in Seele, Geist und Körper feststellen. Du kommst quasi bei dir selbst und deinem vollem Energiepotential an.

Die alten Meister sprechen hier von Erweckungserfahrungen durch das Aufsteigen der Lebensenergie, Prana, entlang der Wirbelsäule durch die sieben Chakren. Diese schwingen nun im Gleichklang kräftig. Sicher kommt es durch die Veränderung auch zu Zweifeln, Angst vor dem Neuen oder Schwierigkeiten im Umgang mit dem verändertem Lebensgefühl. Sei positiv und nimm es mit Gelassenheit an. Das Prana richtet alles dann automatisch, wenn es fließen darf. Dafür hast du regelmäßig und konsequent geübt. All die wunderbaren Sets aus diesem Buch werden dich dabei unterstützen.

Also sei mutig und lass dich darauf ein. Du kannst auf die Intelligenz dieser göttlichen Energie vertrauen, die erwacht ist, um dich darin zu unterstützen, damit du dich voll entfalten kannst.

Das Stadium der Vollendung

Du hast es geschafft. Durch regelmäßige Übung ist es dir gelungen, deine ursprünglichen Grenzen allmählich zu überwinden. Blockaden sind sichtbar und spürbar geworden. Doch dir ist es gelungen, sie zu lösen. Körperlich, emotional und mental befindest du dich jetzt auf einer neuen Ebene. Der Weg war vermutlich nicht immer leicht. Gerade mit der Erweckung des Prana gehen viele Erfahrungen einher, die du vielleicht so nicht erwartet hättest. Doch, wenn die das bis in die Krone aufsteigt und die Chakren kräftig schwingen warten drei wesentliche Grunderfahrungen auf dich:

Einheitserfahrung, Bewusstseinserweiterung

Du bist eins mit deinem Körper, deinem Geist, deiner Seele. Du bist aber auch eins mit deinem Umfeld, mit der Natur und mit dem gesamten Universum. In der Vollendung des Prana durch die Chakren wird diese Einheitserfahrung auch als intensive Bewusstseinserweiterung erlebt. Die Welt in all ihren Einzelheiten, allen Sinneseindrücken und all den unsichtbaren Schwingungen, ihrer allumfassenden Energie steht dir auf eine Art und Weise offen, wie es dir nie zuvor möglich erschienen wäre.

Erfahrung der Gegenwart des Göttlichen

Diese Einheit mit dir selbst und mit dem Universum ist mit einem unbändigen Glücksgefühl verbunden. Du fühlst dich geborgen in dieser Welt. Du spürst die Harmonie und die Allgegenwart der unendlichen Schöpfung. Religiös empfinden Menschen beschreiben dies als eine Erfahrung der Gegenwart des Göttlichen.

Verbundenheits- und Wonnegefühl, Liebe

Das Gefühl der Verbundenheit mit dir selbst und mit dem Universum ist auf allen Ebenen deines Lebens spürbar. Es macht sich als umfassendes Glücksgefühl bemerkbar, aber auch als Gefühl der Liebe. Du kannst dich selbst in all deinen Facetten voll und ganz annehmen. Und du kannst auch die Liebe zu anderen deutlich intensiver empfinden.

Du spürst eine unendliche Kraft und Ruhe in dir, welche dich in jeder Situation stärkt und trägt. Diese Urkraft bringt dich zu einem erweitertem Lebensgefühl und einer ungeahnten Verbundenheit mit dem Kosmos und dir selbst. Du wirst Energie entfalten können und Leistungen vollbringen, welche du vorher nicht für dich möglich gehalten hättest. Die Lebensenergie hat quasi ein neues Ich erschaffen.

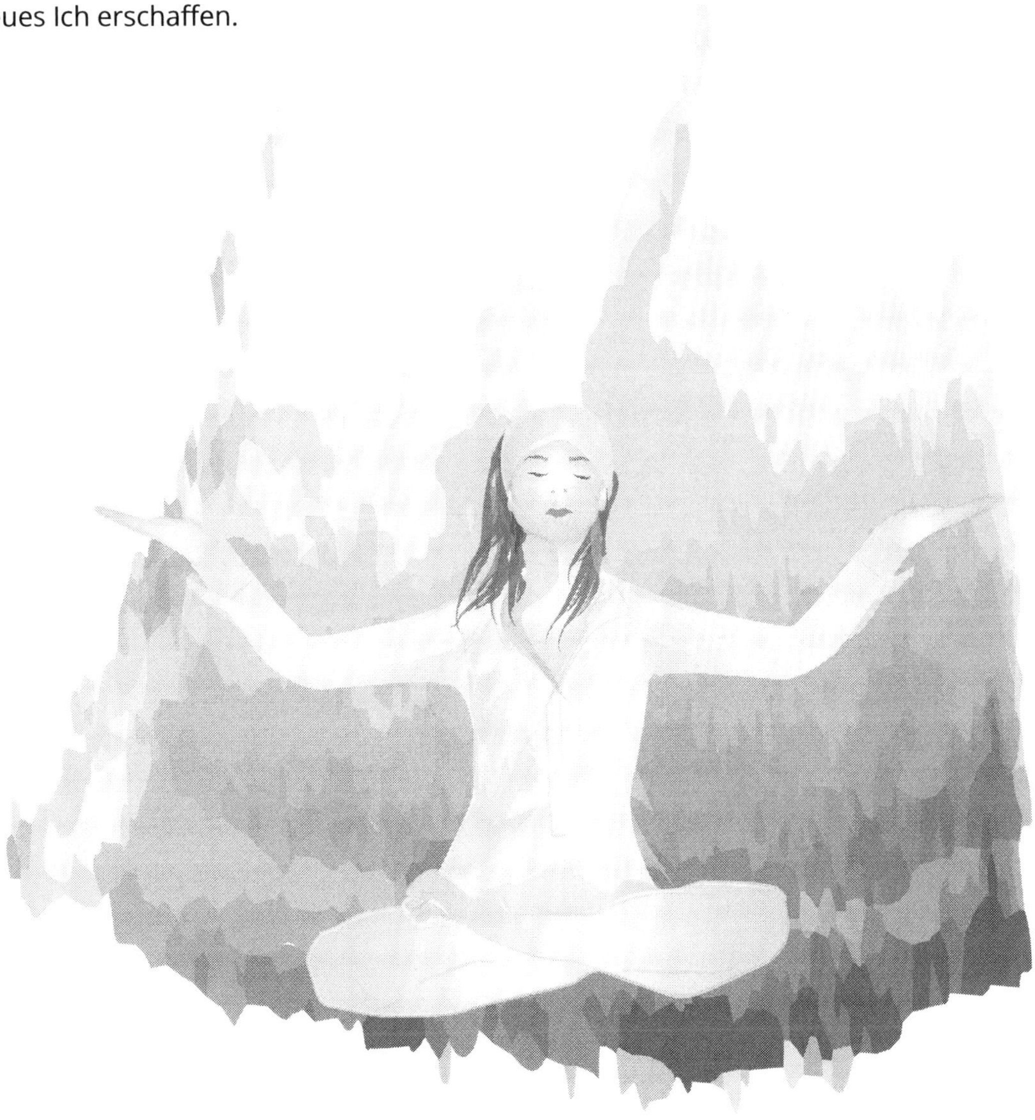

Yoga Asanas im Chakra-Yoga

Nachdem du nun weißt, was Chakra-Yoga und seine Urform,das Kundalini-Yoga bedeuen und welche Ziele du damit erreichen kannst, wollen wir dir hiereinige praktische Übungen näherbringen, denn zu jeder Praktik gehören bestimmte Übungen. Die Übungen des Chakra-Yoga sindstatisch und dynamisch. Es wird viel mit Bewegungen gearbeitet, welche die Wirbelsäule beeinflussen. Daher ist es wichtig, ein gutes Körpergefühl zu entwickeln. Sei achtsam und trainiere während du ganz in deiner Mitte bist. Die folgenden Übungen dienen zum Aufwärmen und sind so zusammengestellt, dass du sie der Reihe nach durchführen kannst. Alle Übungen kannst du bis zu 7 Minuten ausführen.

In manchen Übungen wird dir unter anderem die Feueratmung empfohlen. Mehr zu den verschiedenen Atemtechniken erfährst du in einem späteren Kapitel. Zunächst noch ein paar Basics.

Einfache Sitzhaltung und Beckenboden

Eines vorweg: Im Yoga geht es nicht um die perfekte Sitzhaltung, sondern darum, dass du die Übungen ohne Ablenkung aus den eigenen Möglichkeiten und Bedürfnissen heraus auszuführen. Dich hier um eine möglichst korrekte Haltung zu bemühen, wäre also ebenfalls eine Ablenkung. Dennoch gibt es einige Empfehlungen für Haltungen, die es dir erlauben, den Fokus ganz bei dir zu behalten.

1: Zum Meditieren wird meist der Lotussitz, „Padmasana" empfohlen. Dieser ist für Menschen, die nicht überdurchschnittlich gut gedehnt sind, aber keine sehr angenehme Position. Dabei sitzt du nämlich mit überkreuzten Beinen – wie beim Schneidersitz – auf dem Boden und hast zusätzlich die Füße auf die Kniebeuge des gegenüberliegenden Beines gelegt. Um dir diese Haltung zu erleichtern, ist ein erhöhtes Sitzkissen empfehlenswert.

2: Du kannst aber auch einfach vom Schneidersitz ausgehen und ziehst dabei die Fersen in Richtung Schambein Im Yoga nennt man das „Siddhasana" – die Sitzhaltung des Vollkommenen, meist als einfache Sitzhaltung bezeichnet.

1

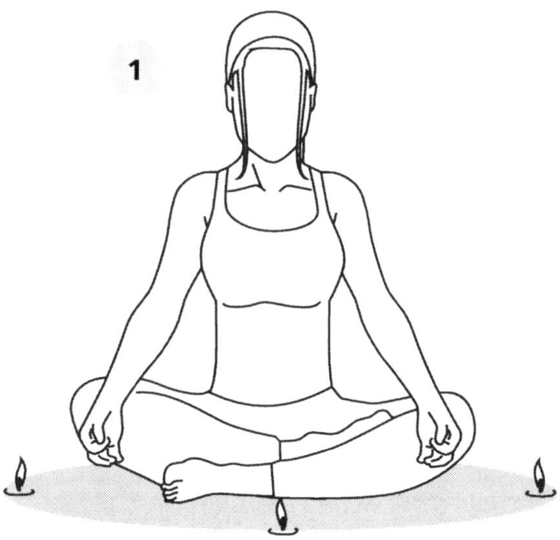

2

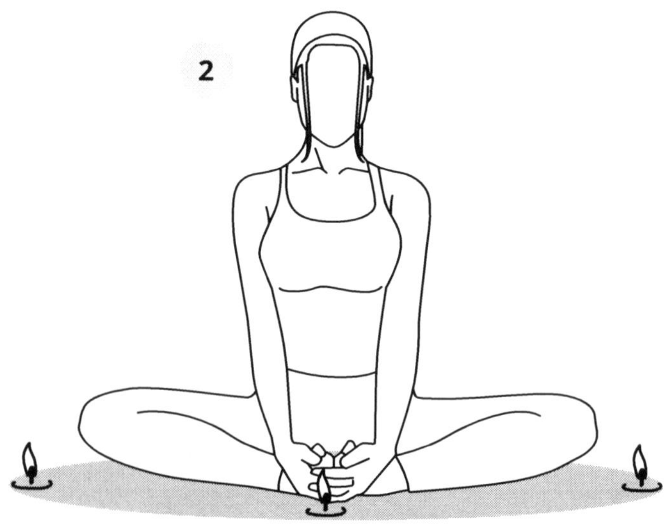

Natürlich ist auch der Schneidersitz „Sukhasana" erlaubt. Legst du dabei deine Hände mit den Handinnenflächen nach oben auf dein Knie, hast du bereits eine sehr gute Voraussetzung für den Fluß der Energie geschaffen.

3: Ist ein Sitzen mit weit geöffneter Hüfte für dich unangenehm, dann versuche es doch einmal mit dem Fersensitz „Varjasana". Dazu kniest du einfach auf dem Boden und setzt dein Gesäß auf den Fersen ab. Du kannst auch ein dünnes Kissen zwischen Gesäß und Fersen oder eine gerollte Decke unter den Fußspann legen, damit es bequemer wird.

3

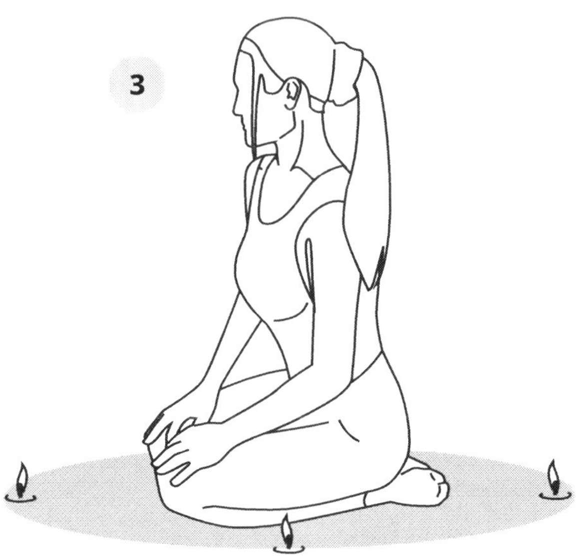

Oder du setzt dich einfach auf einen stabilen Stuhl. Er sollte nicht zu weich sein und eine Sitzhöhe haben, die es dir erlaubt zwischen Ober- und Unterschenkel einen 90° Winkel einzuhalten.

Ganz gleich, für welche Grundhaltung du dich entscheidest: Achte auf einen geraden Rücken. Strecke ihn aber nicht zu sehr durch, sondern behalte die natürliche Wölbung des Rückens bei. Um eine gerade Linie vom Steißbein bis zum höchsten Punkt deines Kopfes zu erzeugen, musst du dein Becken etwas nach vorne kippen. Dein Gesäß sinkt dabei nach unten. Dein Nacken ist angenehm gestreckt. Das erreichst du, indem du das Kinn und die Schultern leicht nach unten ziehst.

Der gerade, aber nicht durchgestreckte Rücken und die aufrechte Haltung ermöglichen dir auch eine bewusste und tiefe Atmung. Du öffnest dich mit der Atmung für die Energie und Kraft, die in dich hineinströmen. Gleichzeitig lässt du verbrauchte Energie und negative Gedanken aus dir hinausströmen.

Wichtig ist aber auch, dass du dich dabei erdest. Der Beckenboden ist der Punkt, an dem du dein Wurzelchakra aktivierst. Achte bei den Übungen zum Beckenboden, dem „Mula Bandha", auf eine feine Ausführung. Eine Überspannung oder Verkrampfung kann dir hier mehr schaden als nutzen. Es geht vielmehr darum deinen Beckenboden zu erspüren und seine natürliche Spannung zu stärken. Dabei konzentrieren wir uns nicht auf den wie eine 8 geschlungenen Muskel um Genitalien und After, sondern auf den Damm – also genau den Bereich, der dazwischen liegt.

Dein Mula Bandha wird bereits aktiviert, wenn du das Steißbein sanft nach unten vorne ziehst. Du kannst die leichte Kontraktion des Beckenbodens unterstützen, wenn du die zwei Sitzbeinhöcker zusammen ziehst. Schaffst du das am Anfang noch nicht, dann stelle dir dies einfach bildlich vor. Der Körper übernimmt das mit der Zeit wie von selbst.. Wenn du dir nun auch noch vorstellst, dass du deinen Damm nach oben, innen ziehst, hast du bereits eine sehr effiziente Spannung des Beckenbodens erreicht.

Zum Abschluss hier noch ein paar Tipps für den optimalen Sitz:

- Dein Becken ist gerade. Deine Sitzbeinhöcker sind gleichmäßig belastet.
- Dein Oberkörper ist aufrecht. Der Rücken behält dabei seine natürliche Wölbung bei. Das heißt, die Lendenwirbelsäule ist leicht nach vorne gewölbt.
- Die Knie sind im Idealfall etwas tiefer als deine Hüfte. Auf einem Stuhl sitzend werden die Knie durch senkrechte Unterschenkel stabilisiert. Im Schneider- oder Lotussitz hängen die Knie nicht in der Luft, sondern liegen auf dem Boden auf oder auf Kissen oder Decken.
- Deine Hände liegen auf den Oberschenkeln oder Knien auf. Zeigen die Handflächen nach oben, öffnest du dich für Energien von oben. Zeigen sie nach unten, bist du für Energien aus der Erde offen.
- Entspanne nun deine Füße, deine Beine und dein Becken. Spüre die Schwerkraft und den Kontakt zum Boden.
- Setze dich auf deine Sitzbeinhöcker und lass dein Becken zuerst leicht nach vorne kippen. Bildet deine Lendenwirbelsäule ein Hohlkreuz? Dann lass dein Steißbein immer mehr nun nach unten vorne sinken. So lange, bis dein Becken ganz aufrecht ist und sich gut geerdet anfühlt.
- Strecke den Scheitel nach oben und richte dabei Wirbel für Wirbel deine Wirbelsäule auf, sodass die Wölbung deines Rückens dennoch erhalten bleibt.
- Hals und Nacken fühlen sich frei und entspannt an.
- Die Schultern sinken entspannt nach unten, hinten, außen – oder wie es in den Yoga-Ab-

leitungen oft heißt „weg von den Ohren“.

- Entspanne deinen Körper vom Scheitel bis zu den Sohlen, auch deinen Kiefer, die Stirn, alles, was du nicht brauchst, um aufrecht zu sitzen.
- Atme tief und entspannt ein und aus.

Praktische Übungen zum Aufwärmen

Nackenrollen

Aufgrund der Einfachheit dieser Übung und durch die Bewegung des Kopfes kannst du besonders leicht in deiner Mitte ankommen. Da du dich während der Übung auf deinen Kopf konzentrierst, ist es leicht, den Fokus auf das dritte Auge zu legen. Du kannst im Sitzen oder im Stehen üben.

Der Rücken ist gerade, der Bauchnabel eingezogen, um ein Hohlkreuz zu vermeiden. Der Nacken ist empfindlich, sei daher bei dieser Übung achtsam. Überstrecke ihn nicht und verzichte auf unkontrollierte Bewegungen. Für den Anfang und das Ende dieser Übung bring dein Kinn auf deine Brust. Von dort aus rolle deinen Kopf abwechselnd nach links und nach rechts. Dabei arbeite nur mit dem Gewicht deines Kopfes. Die restliche Wirbelsäule bleibt während der Übung aufrecht und bewegt sich nicht mit. Lass die Schultern locker herunterhängen. Deine Arme liegen entspannt in deinem Schoß.

Rolle abwechselnd zu beiden Seiten, insgesamt 1 bis 2 Minuten.

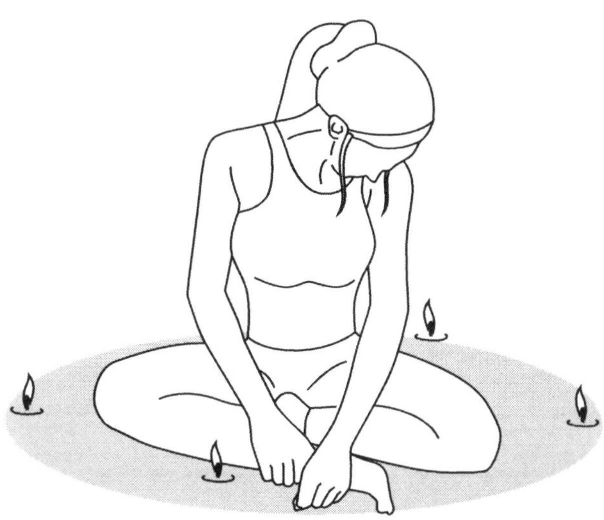

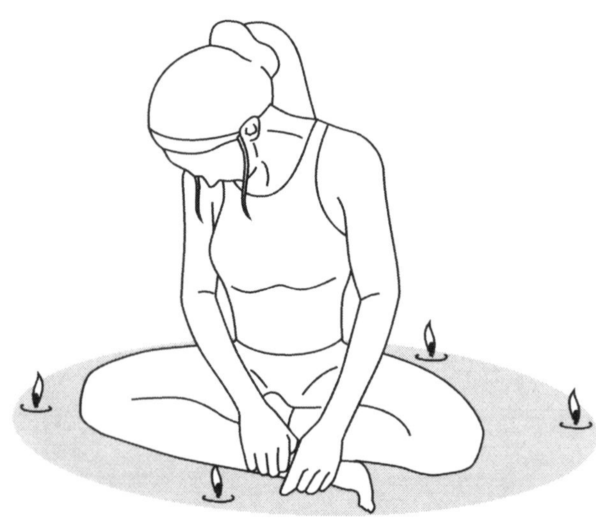

Kamelritt

Der Kamelritt bewegt deine ganze Wirbelsäule und wirkt auf alle Chakren und die drei Granthis.. Die Übung aktiviert deine Wirbelsäule und schafft mehr Flexibilität.

Setze dich auf deine Fersen, die Füße sind flach auf dem Boden. Du kannst auch im Schneidersitz üben. Lege deine Hände auf deine Wirbelsäule und kipp dein Becken nach vorne. Streck deine Wirbelsäule in eine aufrechte Haltung.

Mit der Einatmung schiebst du deinen Oberkörper nach vorne. Führe dafür das Brustbein nach vorne oben, lass ein leichtes Hohlkreuz entstehen. Der Bauch ist dabei entspannt. Der Kopf bleibt in Verlängerung der Wirbelsäule. Mit der Ausatmung beuge deine Wirbelsäule nach hinten, als würdest du einen Katzenbuckel machen. Das Becken kippt entsprechend mit.

Finde deinen eigenen Rhythmus über deinen Atem. Praktiziere diese Übung mindestens 1 Minute. Möchtest du einen spürbaren Effekt auf deinen Körper erzeugen, übe 3 Minuten.

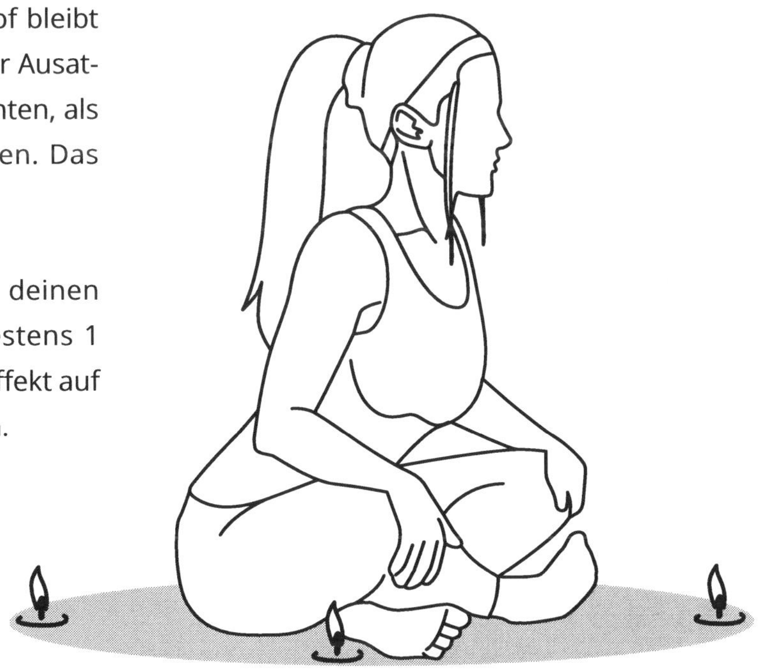

Schulterheben

Diese Übung kannst du nach den vorherigen zwei Übungen am Anfang deiner Chakra-Yoga-Sequenz einfügen. Sie lockert deine Schultern und deinen oberen Rücken.

Du nimmst eine normale Sitzposition ein, befindest dich im aufrechten Stand oder im Fersensitz. Mit der Einatmung ziehst du die Schultern hoch zu deinen Ohren, mit der Ausatmung lässt du sie wieder fallen.

Nimm dir für diese Übung 1 bis 2 Minuten Zeit.

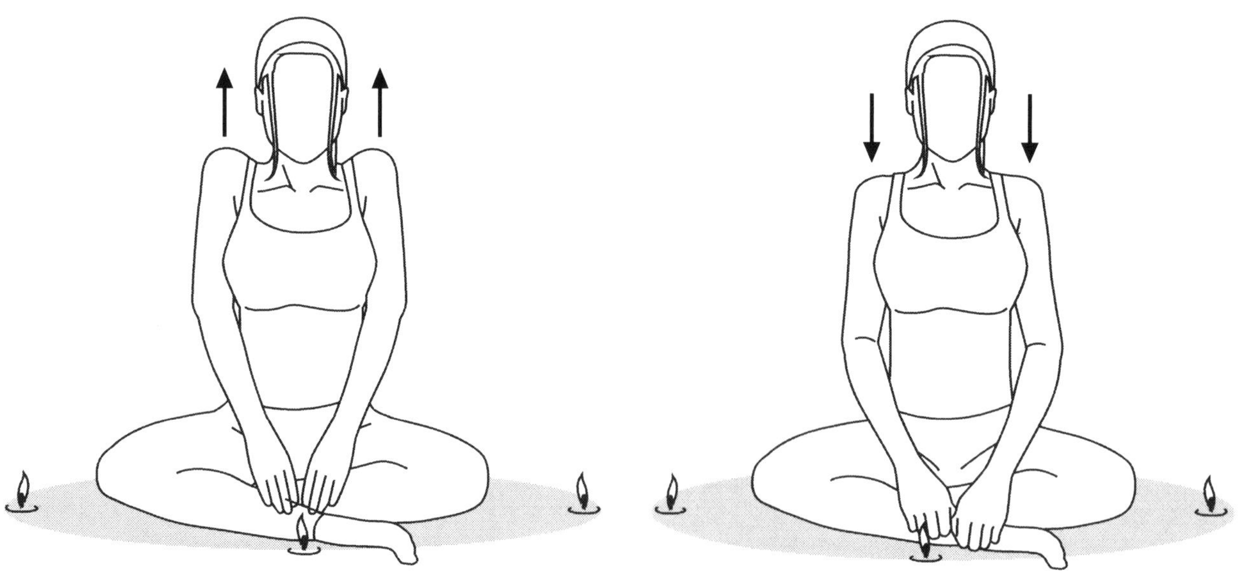

Seitbeugen

Um deinen Oberkörper weiter zu erwärmen, kannst du diese Übung nach dem Schulterheben anwenden. Diese Übung hilft deinem Darm und deiner Leber, in ihre Kraft zu kommen.

Bleibe in deiner gewählten Anfangsposition. Lege beide Hände an deinen Hinterkopf. Atme ein und beuge dich nach links, atme aus und beuge dich nach rechts. Bleibe währenddessen in einer Linie mit deinem Körper. Achte darauf, dass sich deine Wirbelsäule nicht verdreht, es soll lediglich eine Seitenbeugung stattfinden. Beuge dich dazu seitwärts über deine Hüfte, wobei diese gleichzeitig als Stabilisierung dient. Sie bewegt sich nicht. Dein Oberkörper beugt sich so weit, dass ein Ellenbogen nach oben zeigt und der andere nach unten. Bringe beide so weit in eine Linie, wie es deine Flexibilität erlaubt.

Die Übungsdauer beträgt wieder 1 bis 2 Minuten.

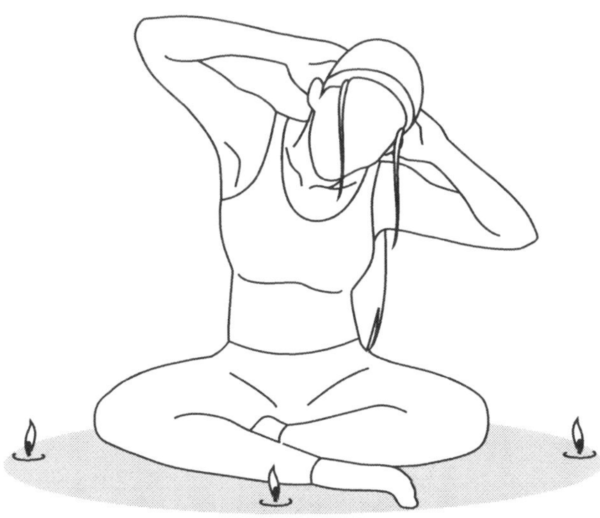

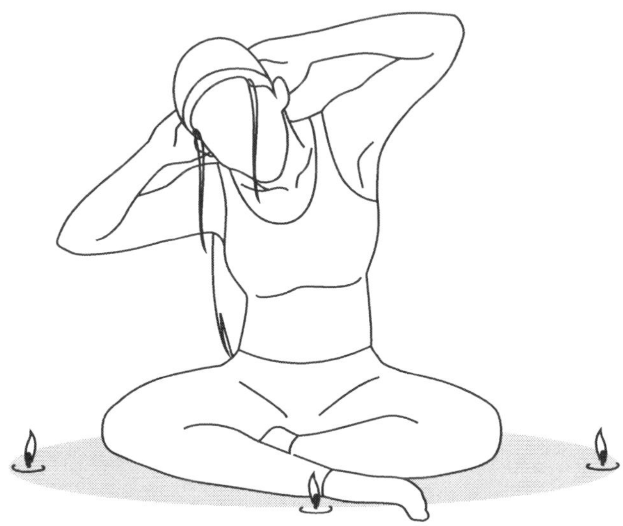

Katze – Kuh

Eine gute anschließende Übung zum Aufwärmen und Mobilisieren der Wirbelsäule ist die Yoga Übung Katze – Kuh.

Du befindest dich im Vierfüßlerstand. Die Füße liegen flach auf, die Beine sind hüftbreit auseinander und die Hände befinden sich unter den Schultern. In der Ausgangsposition bildet der Kopf die Verlängerung der Wirbelsäule. Der Bauchnabel ist nach innen oben gezogen und die Schulterblätter sind möglichst weit weg von den Ohren. Atme tief ein und beuge deinen Rücken durch, lass deinen Bauch anschwellen, indem du ihn mit Luft anfüllst. Hebe dabei den Kopf leicht an. Passe die Bewegung des Kopfes bei der Ein- und Ausatmung dem Verlauf der Wirbelsäule an. Mit der Ausatmung machst du einen richtigen Katzenbuckel. Lass alle Luft aus deinem Bauch. Schiebe deine Hände fest in den Boden, achte dabei darauf, deine Schultern von den Ohren wegzuhalten.

Versuche bei der Ausführung, einen gleichmäßigen Fluss von Atem und Bewegungen zu finden. Bevor du die Übung beendest, ziehe den Wurzelverschluss zusammen und lenke die Energie von unten die Wirbelsäule hoch nach oben. Setze dich auf deine Fersen und beobachte den Fluss der Energie. Fokussiere dich für diesen Moment auf dein drittes Auge.

Nimm dir für die Ausführung der Übung 1 bis 3 Minuten Zeit.

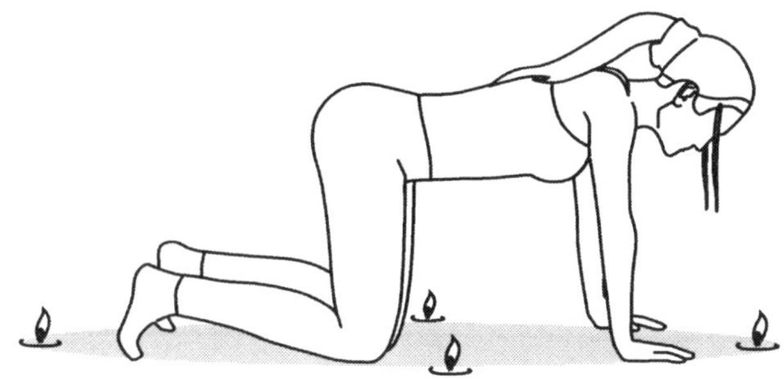

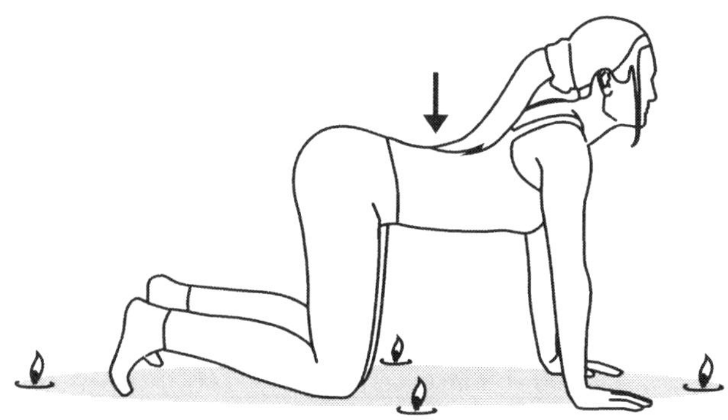

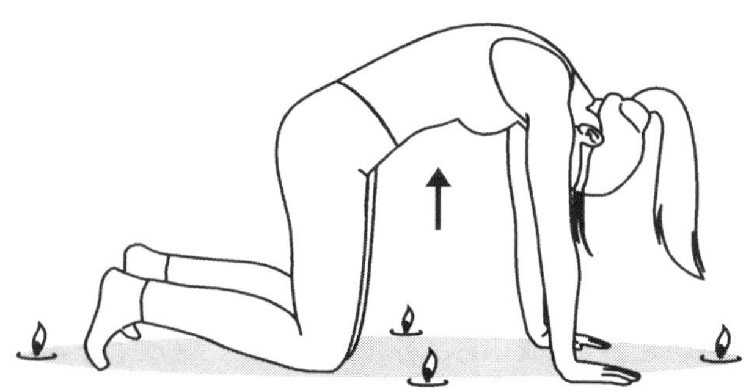

Sitzende Vorwärtsbeuge

Mit den vorherigen Übungen hast du deinen Oberkörper gut aufgewärmt. Du hattest Zeit, langsam bei dir anzukommen, mit dem Fokus auf dein drittes Auge. Als nächstes folgt eine Übung für die Beine. Mit der Sitzenden Vorwärtsbeuge dehnst du deine Beinrückseite. Gehe langsam und kontrolliert in diese Übung.

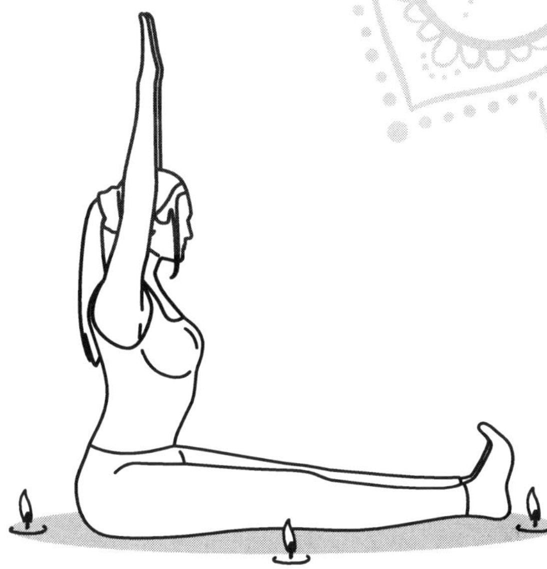

Wenn du dich vorher nicht aufgewärmt hast, steigere die Spannung allmählich, ohne in eine starke Dehnung zu gehen. Diese Übung dehnt nicht nur die Beinunterseite, sie lockert auch den unteren Rücken und hilft, deinen Ischiasnerv zu aktivieren und zu entspannen. Der Ischiasnerv ist bekannt dafür, Schmerzen im unteren Rücken zu verursachen. Er ist der längste Nerv im Körper.

Setze dich mit ausgestreckten Beinen auf den Boden. Um richtig zu sitzen, kippe dein Becken sanft nach vorne. So sitzt du auf deinen Sitzbeinhöckern. Ziehe deinen Bauchnabel ein und hebe dein Brustbein hoch. Die Schulterblätter senken sich automatisch nach hinten unten. Als nächstes lege deinen linken Fuß an deinen rechten Oberschenkel. Mit der nächsten Ausatmung senkst du deinen Oberkörper gerade nach vorne ab und greifst entspannt nach deinen Zehen. Als einfachere Option, wenn du mit geradem Rücken noch nicht bis zu den Zehen kommst, greife nach deinem Knie oder Sprunggelenk. Die Zehen sind dabei die ganze Zeit angezogen.

Bist du nun in dieser Position, praktiziere für kurze Zeit den Feueratem oder eine tiefe Atmung. Komme danach wieder hoch in die Sitzposition, beuge dich wieder nach vorne, atme dort tief und komme wieder hoch.

Wiederhole dies 8-mal. Für jede Seite nimm dir 1 bis 2 Minuten Zeit.

Rückenrolle

Der untere Rücken wurde in der vorherigen Übung stark gefordert. Um die Wirbelsäule zu entspannen und die Energie wieder in einen Fluss bringen, setze dich mit angezogenen Beinen hin. Umgreife deine Knie mit den Armen und werde zu einem kleinen Paket mit rundem Rücken. Lasse dich mit kontrolliertem Schwung mehrmals rückwärts und wieder nach vorne rollen. Dein Rücken erhält auf diese Weise eine Massage.

Roll dich für 1 bis 2 Minuten vor und zurück.

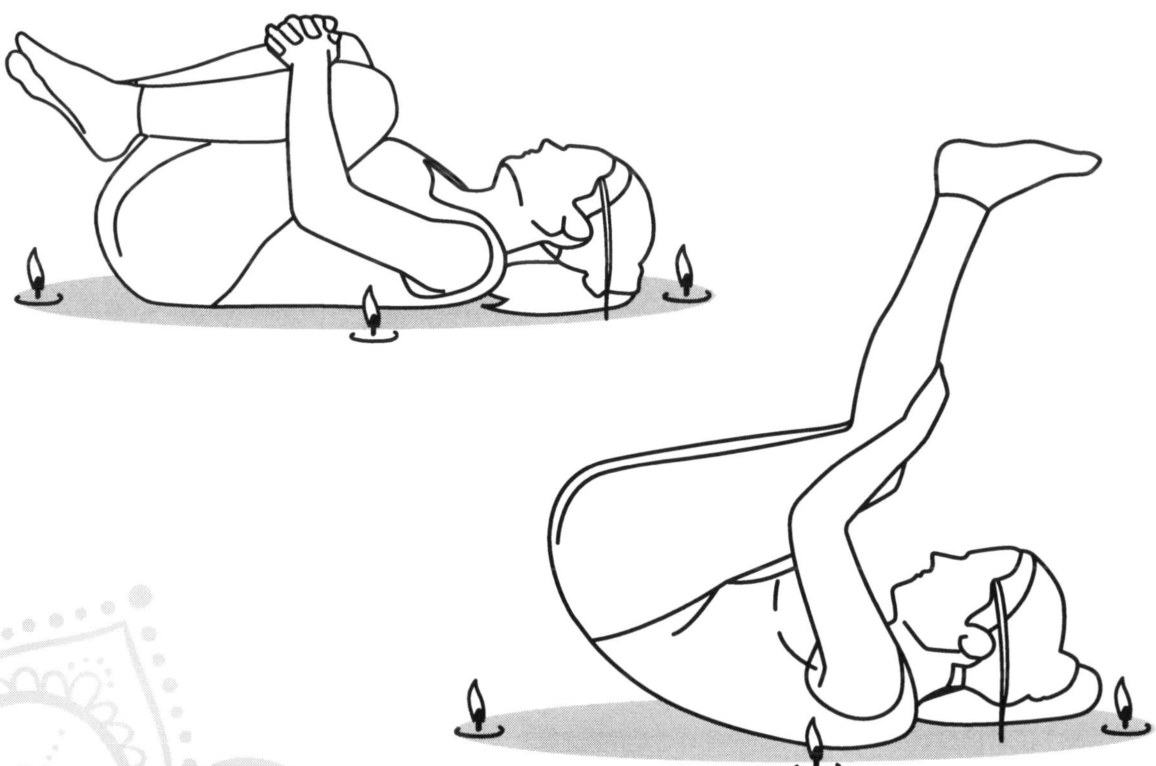

Asanas zur Reinigung der Chakren

Yoga Asanas helfen dir, in deine Kraft zu kommen. Die folgenden Asanas sind nach ihrer Wirkung auf die Chakren geordnet. Entsprechend der vorangegangenen Chakra-Beschreibungen kannst du entscheiden, welche Übungen dich besonders gut unterstützen können. Suche dir das Chakra aus, bei dem du dich am meisten angesprochen fühlst und praktiziere die entsprechenden Übungen regelmäßig.

Durch das Praktizieren reinigst und stärkst du deine Chakren. Du bringst sie in ihre natürliche Schwingung, wodurch die Energie im Körper verteilt wird. Achte auf eine saubere Ausführung und gehe liebevoll mit den Grenzen um, die dein Körper dir aufzeigt. In der Auflistung der Übungen befinden sich typische Asanas aus dem Chakra-Yoga und dem Kundalini-Yoga. So lässt du deinem Energiesystem eine umfassende Reinigung und Stärkung zukommen.

Übungen für das Wurzelchakra

Die Hocke

Die zum Wurzel Chakra gehörende Yoga-Pose steht in Indien traditionell für die Entleerung des Darms. In der Endhaltung werden die Hüfte und die Leiste geöffnet. Die Knöchel und der untere Rücken werden gedehnt, die Wirbelsäule gestreckt. Auf den Geist wirkt die Übung entspannend und sie unterstützt die Haltung in der Meditation.

Diese Übung ist für Anfänger und Fortgeschrittene geeignet. Bei Schwangeren erleichtert sie die Geburt.

Menschen mit Knie- oder Rückenschmerzen sollten diese Übung nicht praktizieren. Sie belastet die entsprechenden Gelenke sehr stark.

Du stehst auf der Matte, die Beine hüftbreit auseinander, die Füße bequem aufgestellt. Stelle dir vor, dass beide Füße fest im Boden verankert sind oder wie Wurzeln aus deinen Beinen in den Boden wachsen. Das sorgt für mehr Stabilität im Stand und dein Geist kann sich mithilfe dieser Visualisierung besser in die Übung einfinden.

Spanne dein Gesäß fest an und ziehe den Bauchnabel nach innen oben zur Wirbelsäule, sodass du kein Hohlkreuz bildest. Stell dir vor, dass ein unsichtbarer Faden an deinem Hinterkopf befestigt ist, der dich zur Decke zieht. Der Kopf ist die Verlängerung der Wirbelsäule.

Strecke die Arme mit der kommenden Einatmung über den Kopf und lege die Handflächen über dem Kopf aneinander. Mit der nächsten Ausatmung senkst du die Arme und bringst die Hände vor den Herzbereich in die Anjali-Mudra-Haltung, wobei die Handflächen zusammengeführt werden und die Finger nach oben zeigen. Die Hände liegen in dieser Gebetshaltung vor der Brust.

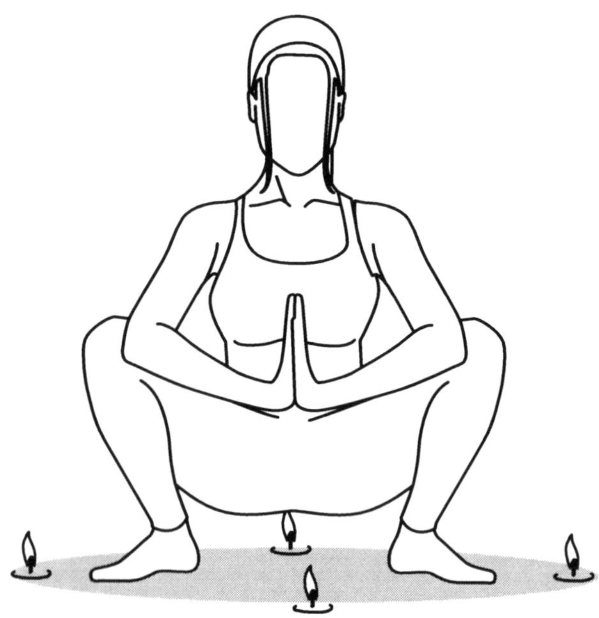

Aus dieser Grundhaltung heraus beuge mit der nächsten Ausatmung langsam die Knie und gehe in die Hocke. Die Knie sind zu den Zehen ausgerichtet. Rücken und Kopf sind gerade und stabil, die Schulterblätter sind nach hinten unten gezogen und die Brust ist nach vorne hin geöffnet. Die Arme bleiben in Gebetshaltung vor der Brust.

Lasse nun das Becken Richtung Boden sinken. Die Belastung der Füße liegt auf den Zehen, wobei die Fersen am Boden haften. Der Blick ist zwei Meter nach vorne unten gerichtet. Verweile für einige Zeit in dieser Pose, während du tief und kräftig atmest. Du kannst die Frequenz der Atmung erhöhen oder die Feueratmung praktizieren. Atme bewusst in dein Wurzel Chakra hinein.

Du kannst den Abstand der aufgestellten Füße in der Breite verändern. Die Füße können ganz eng aneinander sein oder weit auseinander stehen. Wichtig ist, dass die Knie beim Absenken stetig zu den Fußspitzen zeigen.

Dies ist eine haltende Übung.

Übungsdauer: 30 Sekunden bis 2 Minuten.

Die Stellung des Kindes

Diese Übung hilft dir dabei, dein Urvertrauen zu stärken, Demut zu zeigen und loszulassen. Sie wirkt gleichzeitig auf das Nabelchakra, das Sakralchakra, das Stirnchakra und das Kronenchakra, harmonisiert die Energie und aktiviert das Sonnengeflecht im Nabelchakra.

Das Sich-klein-machen wie im Bauch der Mutter führt zu unserem Ursprung zurück. In dieser Stellung bist du der Erde am nächsten, es hilft, dir wieder bewusst zu werden, wo du herkommst und wo das Leben auf der Erde entspringt. Es ist ein Geschenk, geboren worden zu sein und auf der Erde zu leben.

Vorsicht bei Knie- und Hüftproblemen. Wenn es in den Gelenken Probleme gibt und eine Einschränkung in der Flexibilität besteht, solltest du die unten genannte Variation der Übung ausführen.

Im Fersensitz ziehe deinen Bauchnabel leicht zur Wirbelsäule. Lass die Schultern entspannt nach

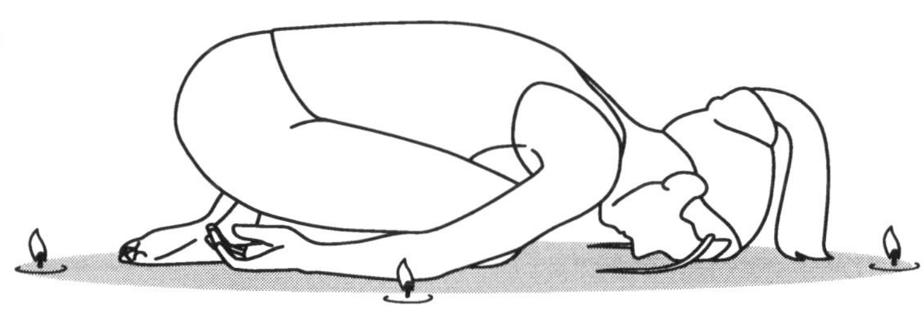

hinten sinken. Die Arme hängen links und rechts locker neben dem Körper. Die Handrücken sind am Boden. Beuge dich nach vorne, schiebe dabei die Hände auf den Handrücken nach hinten zum Gesäß.

Variation

Du kannst die Hände auch unter deine Stirn legen. Wenn du Probleme hast, länger in der Sitzhaltung zu verweilen, schiebe dein Becken etwas nach oben.

Diese Übung löst Verspannungen im gesamten Rücken. Der Blutkreislauf wird harmonisiert und der Körper kann für diesen Moment zur Ruhe kommen. Diese Asana hilft unter anderem gegen: Magenverstimmungen, Menstruationsbeschwerden, nervöse Verdauungsprobleme, Magen-Darmkrankheiten und Rheuma.

Dies ist eine haltende Übung.

Übungsdauer: 30 Sekunden bis 2 Minuten.

Der herabschauende Hund

Hierbei handelt es sich um eine der bekanntesten Yoga-Übungen. Sie hilft, den Kopf zu beruhigen, und kann Kopfschmerzen lindern und durch den Stressabbau den Schlaf verbessern. Denn sie verteilt die Energie im ganzen Körper und kurbelt das Nervengeflecht an.

Diese Übung ist leider nicht so einfach, wie sie bei den meisten Praktizierenden aussieht. Bis du Perfektion erlangst, kannst du durch das Üben auf jeden Fall mehr Durchhaltevermögen und Selbstbewusstsein entwickeln. Perfektion sollte sowieso nicht das Ziel sein, es geht um deine Gesundheit.

1: Zur Ausführung der Übung nimm die Stellung des Kindes ein, indem du dich auf deine Unterschenkel setzt, dich ganz klein machst und dich über deine Oberschenkel lehnst. Das Gesäß berührt die Füße. Der Kopf liegt entspannt auf und die Arme liegen bequem neben deinem Körper. Von dort aus kommst du wieder nach oben in den Vierfüßlerstand. Stütze dich mit den Händen vorne ab und schiebe dein Gesäß nach oben, bis deine Beine im Knie einen 90° Winkel bilden.

Die Knie und Beine sind hüftbreit aufgestellt. Zieh deinen Bauchnabel zur Wirbelsäule ein. Lege deine Handflächen unter deinen Schultern auf den Boden. Drehe dabei die Ellenbogen leicht gebeugt nach außen. Ziehe deine Schultern fest nach hinten unten.

Sobald du dich dort sicher verankert hast, hebe langsam das Becken an.

Das Gesäß zeigt Richtung Himmel. Achte darauf, dass dein Rücken gerade bleibt und die Schultern nicht nach vorne fallen. Halte sie stattdessen möglichst weit weg von den Ohren. Um das Gewicht des Oberkörpers vorne abzufangen, drücke alle Finger in den Boden. Das nimmt die Belastung von deinen Handgelenken. Alle Finger sollten dazu weit abgespreizt sein und die Daumen zeigen zueinander.

2: Hebe das Gesäß nun Stück für Stück höher an. Das Steißbein schiebt sich weiter nach hinten oben. Die Beine strecken sich weiter. Versuche, die Fersen auf den Boden zu bringen. Wenn das noch nicht funktioniert, halte die Position mit geradem Rücken und gebeugten Knien.

Es ist wichtig das der Rücken gerade bleibt, die Flexibilität in der Beinrückseite wird sich bei regelmäßiger Praxis von selbst steigern.

Dies ist eine haltende Übung.

Übungsdauer: 30 Sekunden bis 2 Minuten.

1

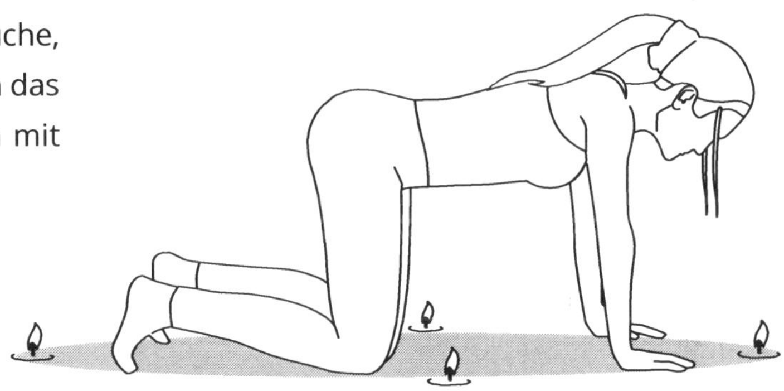

2

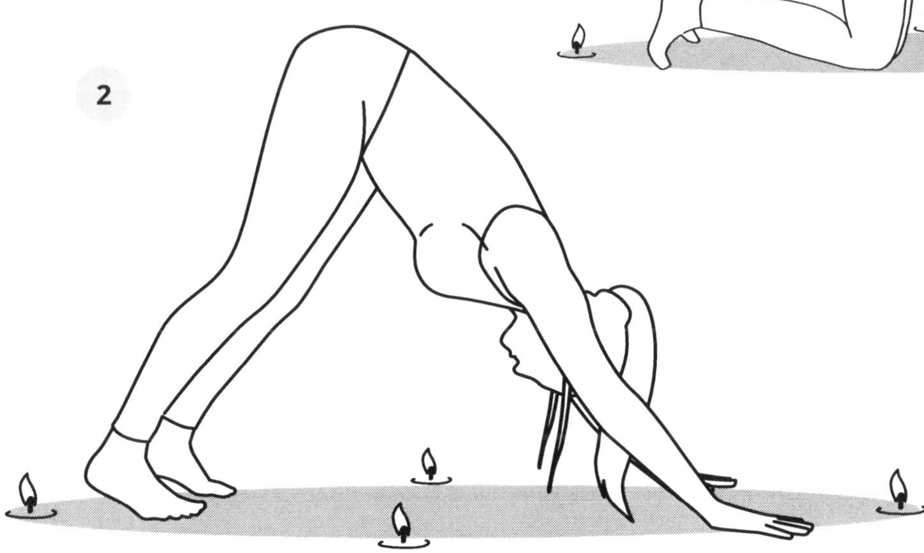

Der Krieger 1

Im Yoga gibt es den Krieger 1, den Krieger 2 und den Krieger 3. Es sind sehr wirkungsvolle Übungen, bei denen du mehr innere Kraft und Stärke entwickelst. Sie rufen nach deinem inneren Helden, der dich stark macht. Wenn du diese Übung regelmäßig ausübst, hilft sie dir, Mut, Kraft und Stabilität zu entwickeln. Durch den festen Stand wirkt sie sehr erdend, sie gibt dir Kraft, mit beiden Beinen fest auf dem Boden zu stehen. Anfänger finden mit dieser Übung ihr Gleichgewicht. Sie wirkt auf das Wurzelchakra und das Anja Chakra.

Atme während der Übung tief und ruhig und lasse die Atmung durch deinen ganzen Körper fließen. Du kannst sie in einen dynamischen Yoga-Flow einbauen oder als statische Übung ausführen.

Nimm aus dem Stand (der Berghaltung) einen Ausfallsschritt nach vorn. Dabei ist das vordere Knie über der Ferse ausgerichtet. Es bildet mit dem Bein einen 90° Winkel. Die Beckenknochen stehen parallel zueinander. Das hintere Bein ist gestreckt. Beide Füße schieben sich fest in den Boden. Das Gewicht liegt auf der äußeren Fußkante. Der Blick ist nach vorne ausgerichtet, der Kopf bildet die Verlängerung der Wirbelsäule. Die Hände mit den Handflächen zueinander sind nach oben gestreckt, die Schultern bleiben entspannt.

Die Übung ist hilfreich bei einem steifen Nacken sowie Verspannungen im Rücken- und Schulterbereich. Die Brust wird geweitet. Die Fußknöchel werden gestärkt.

Dies ist eine haltende Übung.

Übungsdauer: 30 Sekunden bis 2 Minuten.

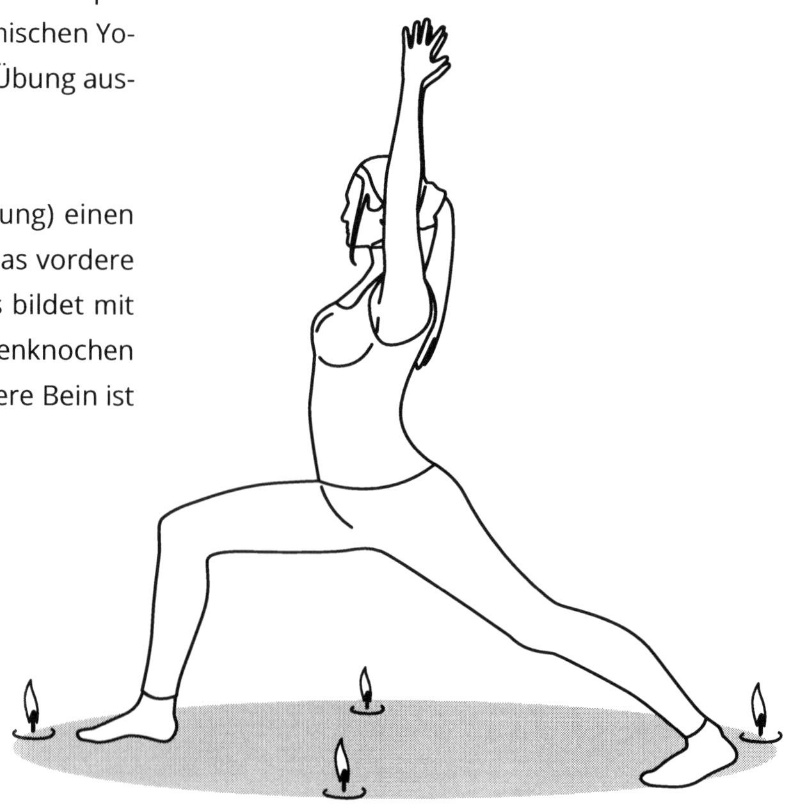

Das Krokodil

Diese Pose spricht drei Chakren gleichzeitig an, das Kronenchakra, das Sakralchakra und das Wurzelchakra. Sie entspannt deinen unteren Rücken und dein Kreuz und hilft, blockierte Energien zu lösen. Durch den Twist in deiner Mitte können Verspannungen gelöst werden. Sie ist hilfreich bei Gastritis und kräftigt die inneren Organe. Unter anderem wird die Entgiftung des Körpers angeregt. Die Leber, Milz und Bauchspeicheldrüse werden in Schwung gebracht.

Am besten machst du diese Übung zum Abschluss deiner Yoga-Praxis, da du dich vorher etwas aufgewärmt haben solltest. Wenn du Probleme im Bereich des unteren Rückens in Form von Ischiasschmerzen hast oder dich in einem fortgeschrittenen Stadium der Schwangerschaft befindest, solltest du diese Übung mit Vorsicht praktizieren.

Du liegst gerade auf dem Rücken auf der Matte. Der Hals bildet die Verlängerung der Wirbelsäule. Das Kinn zeigt in Richtung Brust. Der Bauchnabel ist leicht zur Wirbelsäule gezogen. Stelle deine Füße auf, Beine angewinkelt. Strecke die Arme auf Höhe der Schultern nach links und rechts aus. Die Handflächen zeigen zum Boden. Lass die Knie auf die linke Seite fallen. Der Blick geht dabei nach rechts in die entgegengesetzte Richtung. Halte diese Pose 30 Sekunden bis zu zwei Minuten. Danach wechsle die Seite.

Variation

Du kannst die Beine, nachdem du sie auf einer Seite abgelegt hast, auch ausstrecken.

Achte darauf, dass sich deine Wirbelsäule gleichmäßig dreht. Die untere Lendenwirbelsäule ist beweglicher als die Brustwirbelsäule. Daher neigt man leicht zu einer übermäßigen Drehung im unteren Teil der Wirbelsäule.

Dies ist eine haltende Übung.

Übungsdauer:
30 Sekunden bis 2 Minuten.

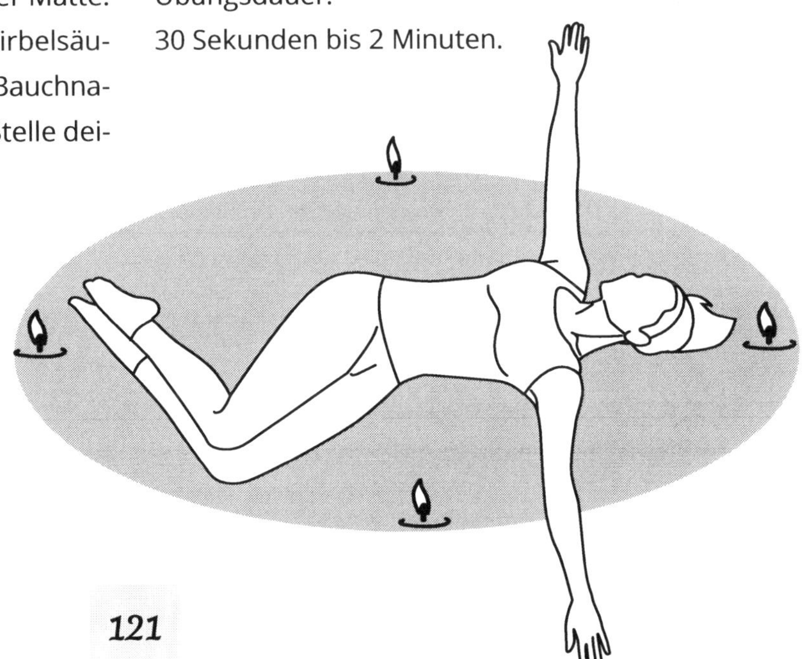

Übungen für das Sakral-Chakra

Das Sufikreisen

Durch diese Übung, die auch eine Meditationsform ist, kann der Verstand zur Ruhe und du in deine Mitte kommen. Der Bauch, wo auch das Sonnengeflecht liegt, ist ein besserer Vermittler unserer wahren Bedürfnisse als der Verstand. Der Verstand verschleiert das, was für uns bestimmt ist. Die wahre Sicht, wo auch Mitgefühl und Liebe entspringen können, liegt im Bauchgefühl. Unser zweites Gehirn, wenn man so will.

Nimm den Schneidersitz ein aber ohne ein Kissen. Konzentriere dich auf deine Mitte, dein Hara. Lasse deine Beine und dein Gesäß Richtung Matte sinken. Lege deine Hände entspannt auf deine Knie. Strecke deine Wirbelsäule weit in Richtung Kopf. Atme langsam ein und aus. Wenn du spürst, dass du bei dir angekommen bist, beginne langsam, dich gegen den Uhrzeigersinn zu drehen. Drehe dich mit deinem ganzen Körper. Bleibe dabei gerade und aufrecht. Lass den Atem bewusst tief fließen.

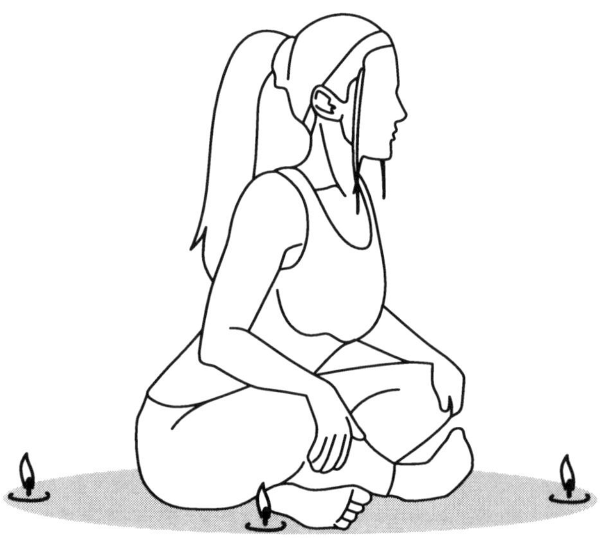

Dies ist eine dynamische Übung.

Übungsdauer: 1 bis 2 Minuten.

Der Frosch

Diese Pose ist eine der besten Übungen zur Öffnung des Unterkörpers. Die Leiste und die Hüfte werden gedehnt. Die Oberschenkel und der Rücken werden gestärkt. Sie hilft, Stress zu reduzieren, trägt zu einer Verbesserung der Verdauung bei und erleichtert die Entspannung bei Menstruationsschmerzen.

Bei Schmerzen in den Knien oder im unteren Rücken solltest du diese Übung nicht oder je nach Schweregrad in diesem Bereich nur mit großer Vorsicht praktizieren. Anfänger und auch Fortgeschnittene ohne gesundheitliche Einschränkung können diese Übung leicht ausführen.

1: Stelle deine Knie im Vierfüßlerstand, so weit es geht, nach außen. Achte darauf, dass die Innenseiten der Oberschenkel gedehnt, aber nicht zu stark gedehnt sind. Gehe achtsam in diese Dehnung. Sind die Knie weit nach außen gestellt, lass deine Hüfte langsam absinken. Gerne kannst du ein Kissen als Unterstützung verwenden. Ein weiteres Kissen kannst du unter die Hüfte oder den Bauch schieben. **2:** Nun kannst du dich bequem Richtung Boden sinken lassen. Die Füße bleiben locker, die Zehen sind angezogen. Höre dabei auf das Gefühl in deinen Knien, das durch die Stellung der Füße beeinflusst wird. Die Stirn kann auf dem Boden ruhen. Dazu kannst du deine Arme verschränken oder die Stirn direkt auf dem Boden ablegen. Wenn du mit dem Oberkörper nicht weit genug hinunter gehen kannst, stütze deine Ellenbogen auf die Matte und lasse das Kinn in den Händen ruhen.

Bleibe eine Zeit in der für dich bequemsten Position. Zum Auflösen des Frosches komme mit der nächsten Einatmung langsam nach oben. Hebe zuerst deinen Oberkörper an, bring die Füße zusammen und gehe von hier aus in die Stellung des Kindes. Du kannst dort weiter verweilen oder dich ganz aufrichten, indem du dich über eine Seite rollen lässt, dich auf die Matte setzt und aufstehst.

Dies ist eine haltende Übung.

Übungsdauer: 30 Sekunden bis 2 Minuten.

1

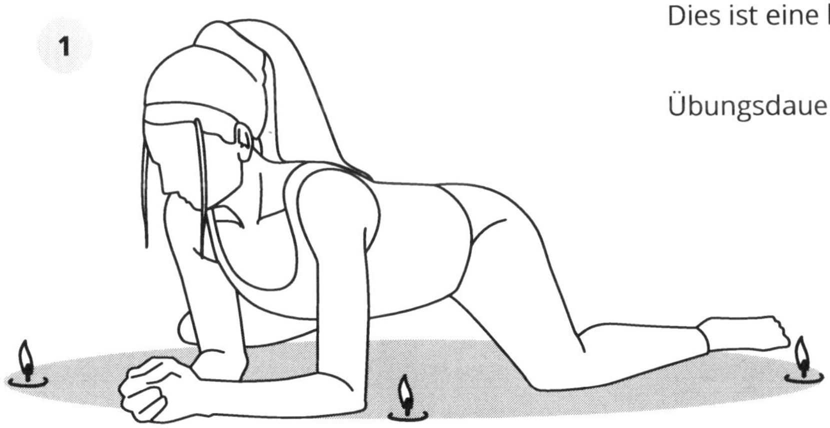

2

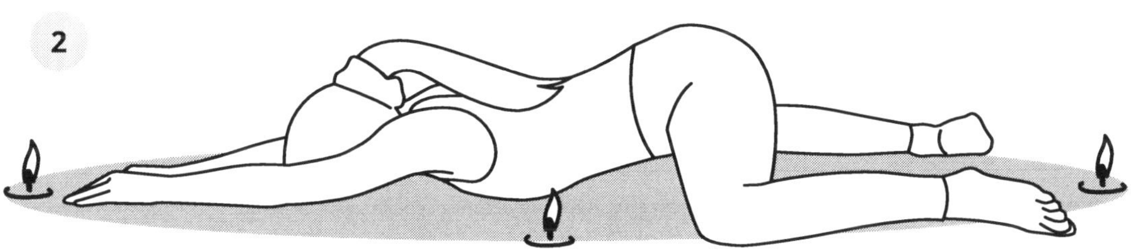

Der liegende Schmetterling

Dieses Asana ist eine entspannende Übung. Die Hüfte wird bei dieser Übung gedehnt und mobilisiert. Die Beine stellen die Flügel des Schmetterlings dar. Wie die Ausstrahlung eines Schmetterlings soll sie Leichtigkeit und Schönheit vermitteln.

Setze dich zunächst aufrecht auf den Boden. Lege die Fußsohlen aneinander und ziehe sie zur dir. Nun befindest du dich in der normalen Position des Schmetterlings. Aus dieser Position lege dich langsam nach hinten ab auf den Rücken. Ziehe den Bauchnabel leicht zur Wirbelsäule. Die Hände liegen links und rechts neben dem Körper. Bleibe für 1–2 Minuten in dieser Haltung. Dabei kannst du nach 30 Sekunden etwas Bewegung reinbringen, indem du wie ein Schmetterling mit den Knien auf und ab wippst.

Variante:

Du kannst den Schmetterling auch aus der einfachen Sitzhaltung praktizieren.

Dies ist eine dynamische oder haltende Übung.

Übungsdauer: 30 Sekunden bis 2 Minuten.

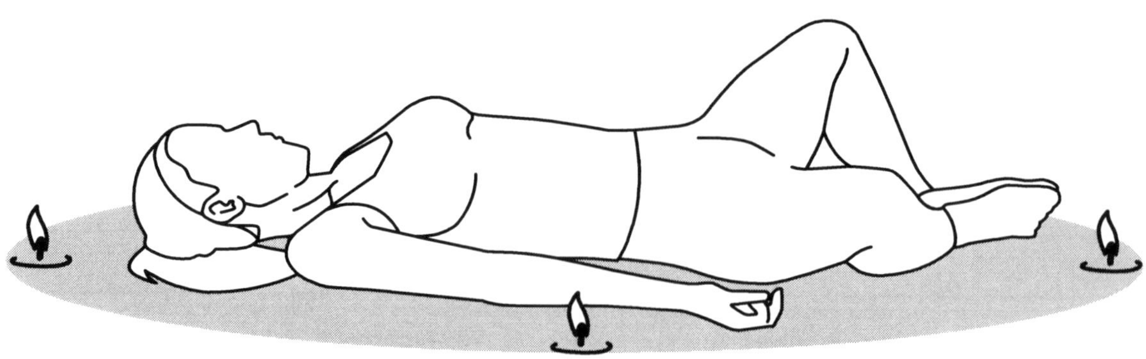

Die Vorwärtsbeuge im Sitzen

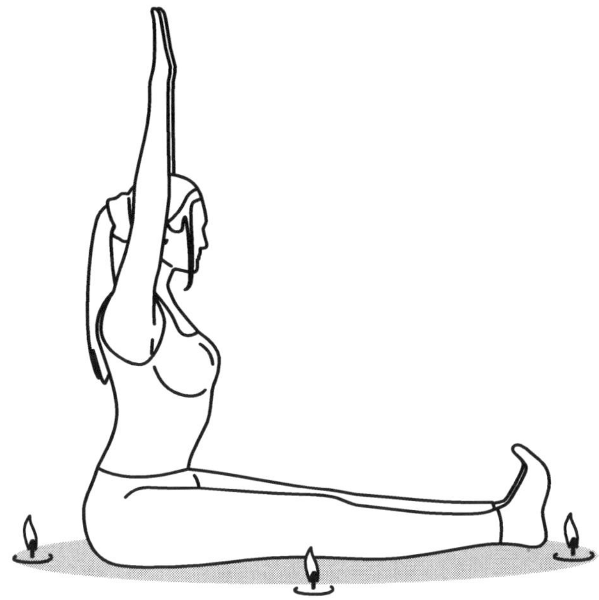

Die aus dem Hatha Yoga stammende Übung stärkt die Geduld und die Hingabe. Durch die Kräftigung der Wirbelsäule kann die Energie besser fließen. Das Becken wird mobilisiert und die Beinrückseite gedehnt.

Bei Rückenproblemen oder stark verkürzen Muskeln in den beanspruchten Bereichen ist von der Übung abzusehen.

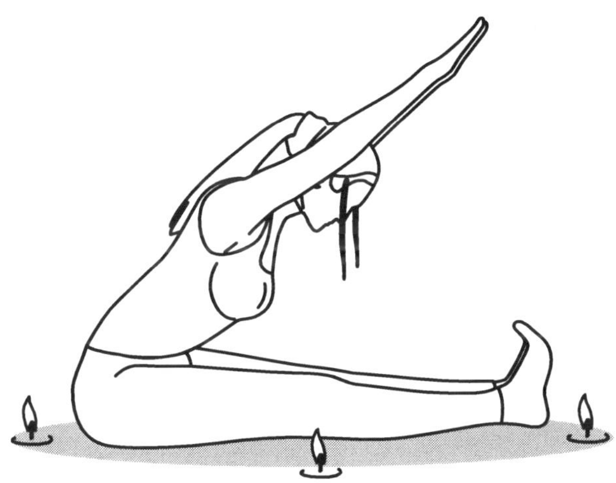

Beginne im Sitzen auf deiner Yogamatte. Die Beine sind hüftbreit vor dir ausgestreckt. Die Zehen sind geflext, so dass sie nach oben zeigen. Um möglichst gerade zu sitzen, kannst du dir eine Decke oder ein Kissen unter das Gesäß legen, sodass dein Becken nach hinten kippt. Dabei wird besonders dein unterer Rücken stark gedehnt. Der Bauchnabel zieht sich in Richtung Wirbelsäule ein. Die Schultern sind nach hinten unten gerichtet und die Brust ist stolz aufgerichtet. Der Kopf bildet die Verlängerung der Wirbelsäule. Beuge dich mit der nächsten Ausatmung mit geradem Rücken vor. Du kannst die Arme dafür nach oben ausstrecken oder sie langsam an deinen Beinen entlang zu den Füßen gleiten lassen.

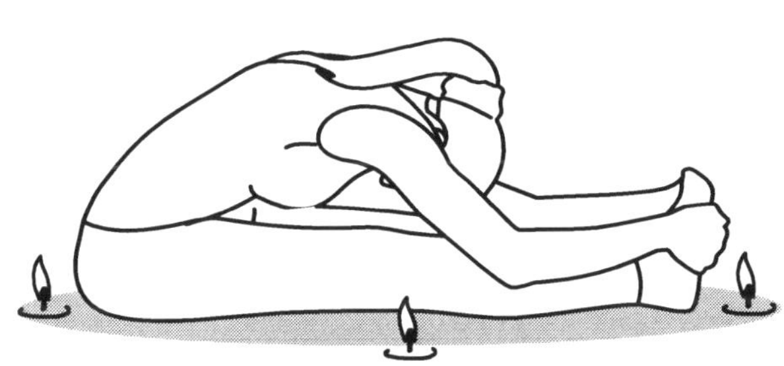

Dies ist eine haltende Übung.

Übungsdauer: 30 Sekunden bis 2 Minuten.

Übungen für das Solarplexus-Chakra

Die Streckposition

Dieses Asana kräftig durch die Anspannung des gesamten Körpers deinen Körper und deinen Geist. Fortgeschrittene können gerne in dieser Haltung den Feueratem praktizieren.

Gehe in die Rückenlage. Zieh den Nabel in Richtung Wirbelsäule ein. Es ist wichtig, dass keine Hand zwischen deinen unteren Rücken und die Matte passt, um ein Hohlkreuz zu verhindern. Strecke deine ganze Wirbelsäule bis hin zum Kopf, lass deinen Nacken richtig lang werden. Nun bring Spannung in deinen gesamten Körper. Strecke die Arme bis in die Fingerspitzen aus und lege sie neben deinem Körper ab. Kontrolliere deine Haltung. Die Beine sind bis zu den Zehen gestreckt und heben langsam vom Boden ab, sobald der Oberkörper fest ist.

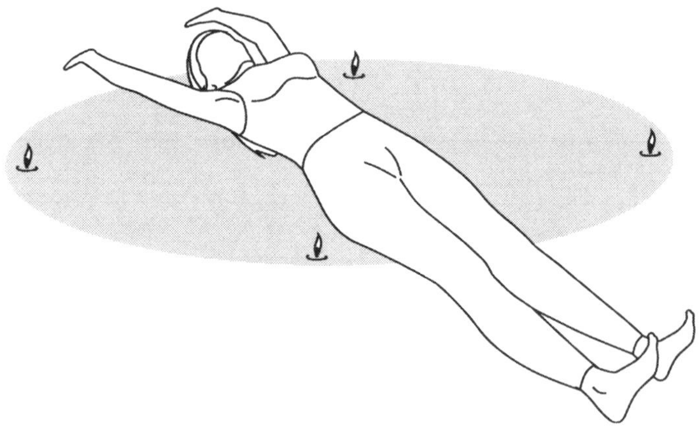

Halte diese Position 2 Minuten. Spiele mit dem Atem, ohne dabei den Halt zu verlieren. Gerne kannst du an dieser Stelle den Feueratem praktizieren (geeignet für Fortgeschrittene), oder du lässt deine Atmung bewusst durch deinen Körper fließen (für Anfänger).

Dies ist eine haltende Übung.

Übungsdauer: 30 Sekunden bis 2 Minuten.

Die Bewegung der Beine im Liegen

Eine Übung zum Ausbalancieren der unteren Chakren mit dem Nabelchakra.

Ziehe in Rückenlage den Nabel fest ein und öffne deine Brust. Um in die Ausgangsstellung zu kommen, ziehe ein Knie zur Brust. Das andere Bein wird bis zu den Zehen gestreckt und hebt vom Boden ab. Die Arme liegen neben dem Körper und zeigen mit den Handflächen nach unten.

Mit der nächsten Einatmung führst du das angezogene Bein kontrolliert nach vorne. Beide Beine sind in gerader Haltung bis zu den Zehen durchgestreckt, um die Spannung nicht zu verlieren.

Die Kolbenbewegung

1: Bei dieser Übung liegst du auf dem Rücken. Dabei wird ein Knie abwechselnd zur Brust gezogen und das andere geht dabei in die Streckung. Du kannst beide Beine abwechselnd zur Brust ziehen, oder dich erst auf ein Bein konzentrieren und dieses 1 Minute lang zur Brust ziehen. Das andere Bein bleibt dabei die ganze Zeit ausgestreckt und vom Boden abgehoben. Die Zehen sind geflext, also nach oben gestreckt.

Die Übungsdauer beträgt insgesamt 2 Minuten, der Fokus liegt auf dem Nabelchakra.

Variation mit gestreckten Beinen

2: Als weitere Variation kannst du beide Beine im Wechsel ausgestreckt nach oben heben. Beide Beine sind die ganze Zeit bis zu den Zehen gestreckt. Der Bauchnabel ist im Liegen zur Wirbelsäule hingezogen. Der Kopf befindet sich in Verlängerung der Wirbelsäule, damit sich der Nacken nicht verspannt.

Variation mit angehobenen Armen

Als weitere Variationen kannst du die Arme mitnehmen. Dafür hebe jeweils den gegenüberliegenden Arm mit an und bringe ihn ausgestreckt hinter den Kopf. Wiederhole diese Bewegungen mit den Beinen im Wechsel.

Die Übungsdauer beträgt insgesamt 2 Minuten. Der Fokus liegt auf dem Nabelchakra.

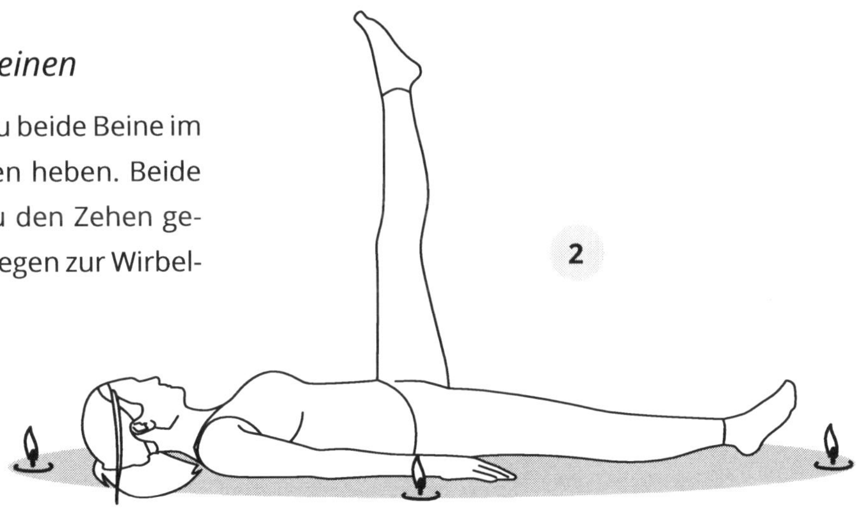

2

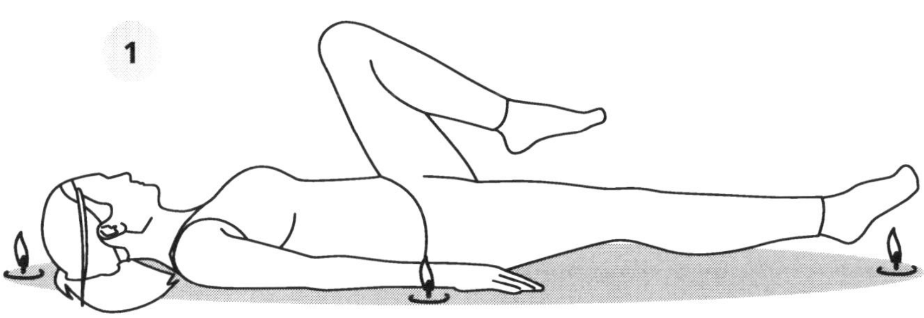

1

Rumpfdrehen oder auch „Spinal Twist"

Die Rumpfdrehung eignet sich gut für Anfänger. Der Rücken und die schräge Bauchmuskulatur werden gedehnt. Die Wirbelsäule wird mobilisiert. Diese Übung kann im Stehen oder im Sitzen ausführt werden. Im Sitzen kannst du dich in den Schneidersitz oder in den Fersensitz begeben. Im Stand können deine Arme locker mitschwingen oder du legst deine Hände auf deine Schultern, wie bei der Ausführung im Sitzen. Im Liegen befinden sich die Arme parallel zum Boden. Die Wirbelsäule bleibt in einer Linie. Kopf und Brust bleiben in eine Richtung gedreht. Mit der Einatmung drehst du den Oberkörper nach rechts, mit der Ausatmung nach links.

Dies ist eine dynamische Übung.

Übungsdauer: 1 bis 3 Minuten.

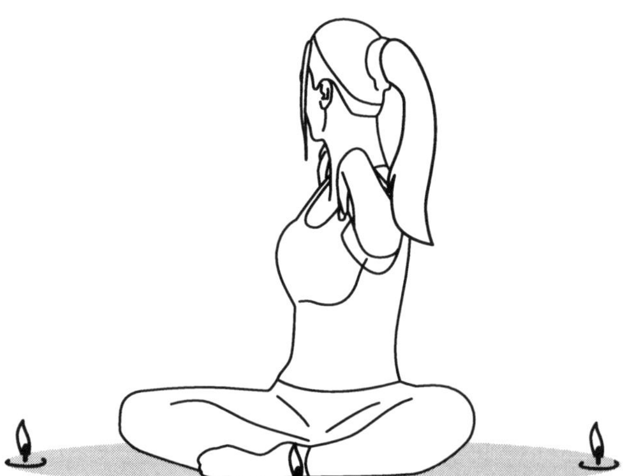

Das Dreieck

Dieses Asana harmonisiert alle Chakren und bringt sie wieder in Einklang miteinander. Durch den Blick über die Seite gebeugt bekommt der Übende einen anderen Blickwinkel. Er sieht die Angelegenheiten aus einer neuen Perspektive. Diese Asana ist eine gute Übung für jedermann. Die Beininnenseiten, die Hüfte und die Seite des Oberkörpers werden gedehnt.

Stelle die Füße im Standposition etwa einen Meter weit auseinander. Die Füße stehen parallel zueinander. Der Bauchnabel ist nach innen oben gezogen und der Kopf bildet die Verlängerung der Wirbelsäule. Mit der nächsten Einatmung hebe einen Arm ausgetreckt über deinen Kopf. Die Schultern bleiben unten, weg von den Ohren. Beuge dich zu der Seite des hängenden Armes. Der hängende Arm fährt am Bein entlang bis zum Knie und weiter bis zum Fuß. Der ausgestreckte Arm bleibt bis zu den Fingerspitzen gestreckt.

Als Variation kann die Übung auch ab dem Knie gehalten werden. Sie ist eine gute Übung zum Aufwärmen. Für das Aufwärmen kann sich der Praktizierende abwechselnd über eine Seite beugen. Die Arme wechseln dabei, je nach Seite. (Beuge nach links, linker Arm/Beuge nach rechts, rechter Arm).

Übungsdauer: 30 Sekunden bis 2 Minuten.

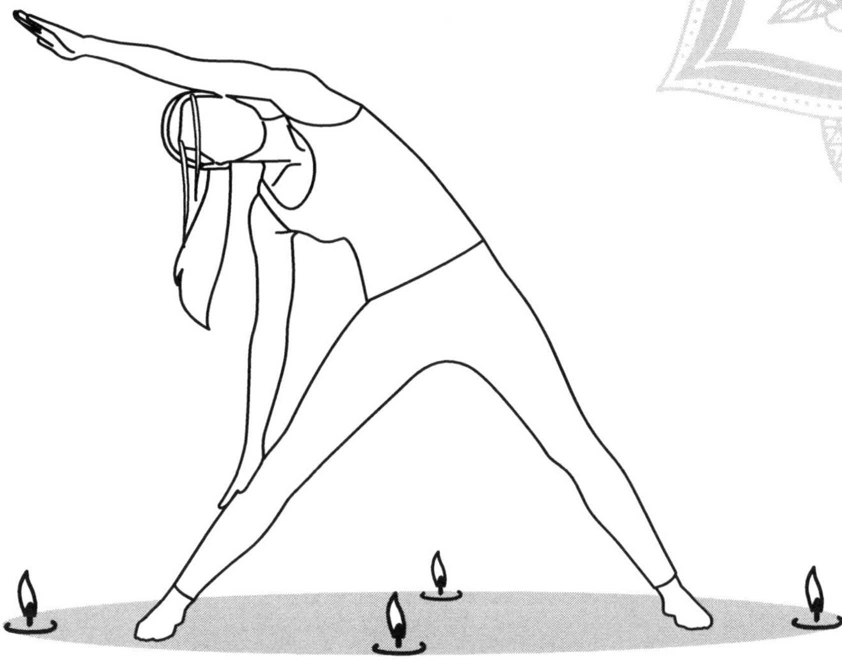

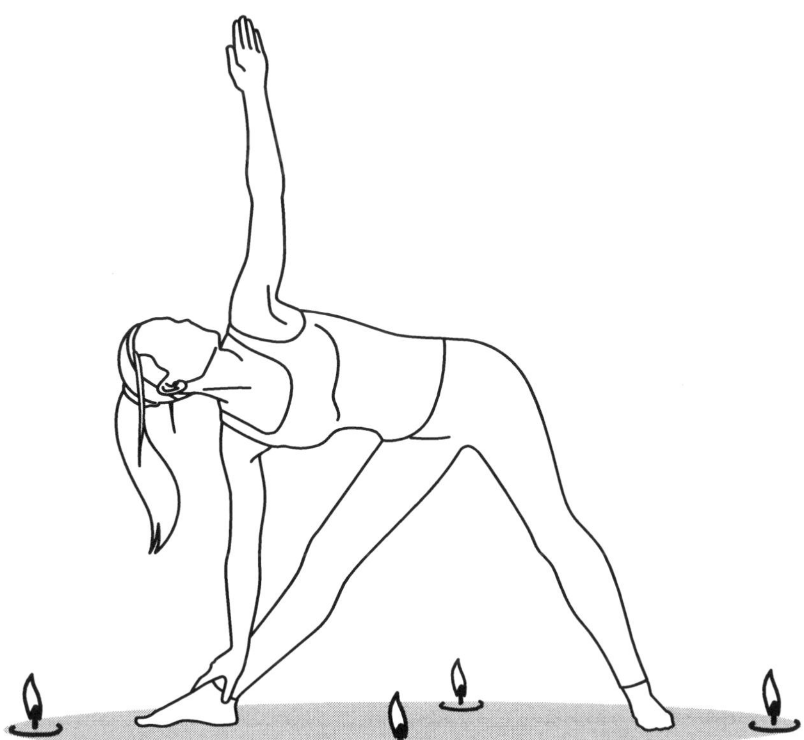

Übungen für das Herz-Chakra

Die Kobra

Diese Asana wirkt auf das Herz-, das Hals-, und das Stirnchakra. Sie öffnet den Geist, das Selbstbewusstsein wird erhöht und die Übung macht frei.

Du befindest dich in Bauchlage. Die Beine liegen hüftbreit auseinander. Gib zunächst etwas Spannung in die Rückseite. Drücke die Füße in den Boden. Stelle die Hände links und rechts auf Brusthöhe vom Körper ab. Das Schambein drückt nach unten, das Steißbein verlängert sich.

Mit der nächsten Ausatmung ziehst du den Bauchnabel in Richtung Wirbelsäule. Spanne deinen unteren Rücken an. Zieh dich als nächstes mit der Muskelkraft des Rückens nach oben. Es kann etwas mit den abgestützten Händen gestützt werden. Der Kopf bleibt in Verlängerung der Wirbelsäule. Der Blick geht über die Nasenspitze zum Boden. Die Ellenbogen befinden sich parallel zueinander und ziehen nach hinten. Die Schultern sind nach hinten unten gezogen.

Variation

Du kannst dich weiter nach oben drücken. Die Schultern bleiben dabei hinten unten, das Steißbein bleibt am Boden. Du drückst deinen Körper mit den Händen 5 Zentimeter in die Höhe. Führe deine Arme, die sich seitlich neben deinem Körper befinden, nach hinten über das Gesäß und falte dort deine Hände ineinander.

Dies ist eine haltende Übung.

Übungsdauer: 30 Sekunden bis 2 Minuten.

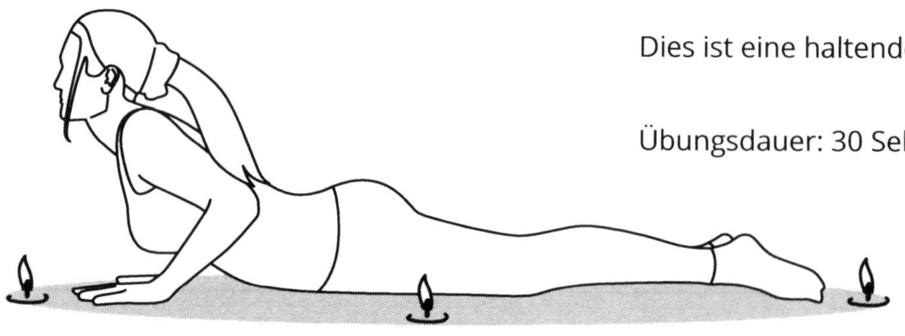

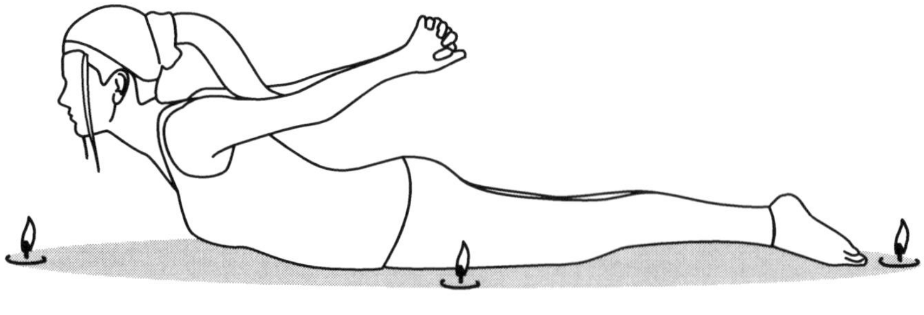

Das Kamel

Das Kamel ist eine gute Übung für mehr Lebensfreude und hilft dir dabei, dich geistig zu öffnen. Nicht nur über das Herzchakra, sondern auch über das Halschakra. Beide Chakren werden angesprochen. Diese Übung ist keine dynamische Übung. Du kannst sie zwei Minuten halten.

Du solltest diese Übung nicht bei Rückenschmerzen ausführen. Auch bei Kniebeschwerden ist sie eher ungeeignet.

1: Komm in den Kniestand. Die Unterschenkel bilden mit den Oberschenkeln einen 90° Winkel. Lege beide Hände mit den Handinnenflächen an deinen unteren Rücken. Aus dieser Grundhaltung kannst du anfangen, dich langsam in die Rückbeuge zu begeben. Beuge dich dazu langsam und kontrolliert mit dem Oberkörper nach hinten. Achte dabei darauf, dass du den 90° Winkel halten kannst. Aktiviere bei dieser Übung den Beckenboden.

2: Hast du dich, soweit es dein Körper erlaubt, nach hinten gelehnt, nimm einen Arm nach dem anderen nach oben und anschließend nach hinten. So kannst du mit beiden Händen nach deinen Fersen greifen. Für die richtige Stabilität spannst du die Oberschenkel und das Gesäß fest an.

Zwei Variationen

Du kannst auch du die Hände auf die Waden setzen oder auch auf die Fußsohlen.

Achtung: Der Kopf hängt nicht nach unten! Du hältst ihn in einer natürlichen Beugung in Verlängerung der Wirbelsäule.

Dies ist eine haltende Übung.

Übungsdauer: 30 Sekunden bis 2 Minuten.

1

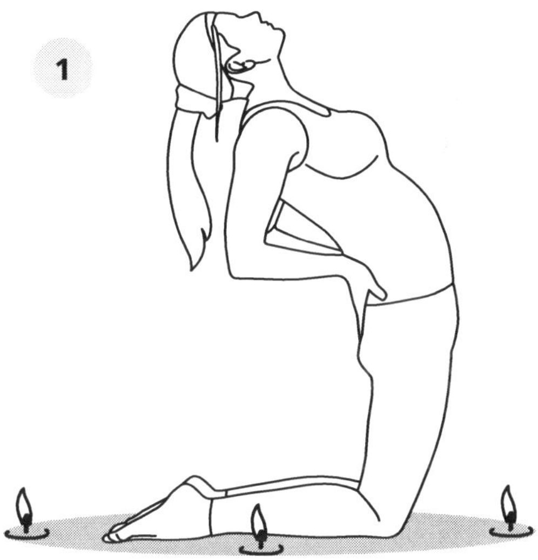

2

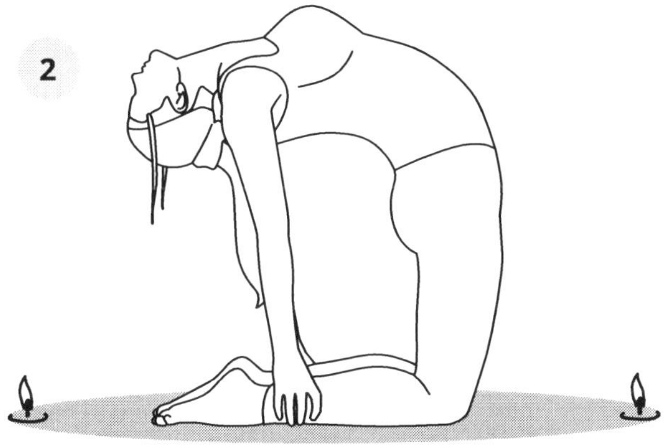

Die Taube

Diese Asana eignet sich für Anfänger und Fortgeschrittene. Die Taube öffnet dem Übenden das Herz. Das Herzchakra wird aktiviert und neue Lebensfreude kann durch den Körper strömen. Die Dehnung der Brust wirkt sich positiv auf die Atemwegsorgane und das Herz aus.

1: Gehe in den Fersensitz. Lege die Hände neben deinen Knien auf dem Boden ab. Strecke ein Bein nach hinten aus. Lass es lang mit der Fußoberseite auf dem Boden liegen. Schiebe als nächstes das vordere Bein vor deinen Oberkörper. Die Hüften befinden sich parallel zueinander. Die Schultern zeigen nach vorne, der Kopf bildet die Verlängerung der Wirbelsäule. Ziehe den Bauchnabel nach innen oben.

2: Von hier aus winkelst du dein hinteres Bein an und umgreifst mit dem gleichseitigen Arm den Fuß. Der noch freie Arm greift ebenfalls nach dem Fuß.

Variation

Ein Arm kann oben gehalten werden. Bei Hüft- oder Knieproblemen oder wenn die Dehnung noch zu stark ist, können Decken unter die Hüfte gelegt werden.

Dies ist eine haltende Übung.

Übungsdauer: 30 Sekunden bis 2 Minuten.

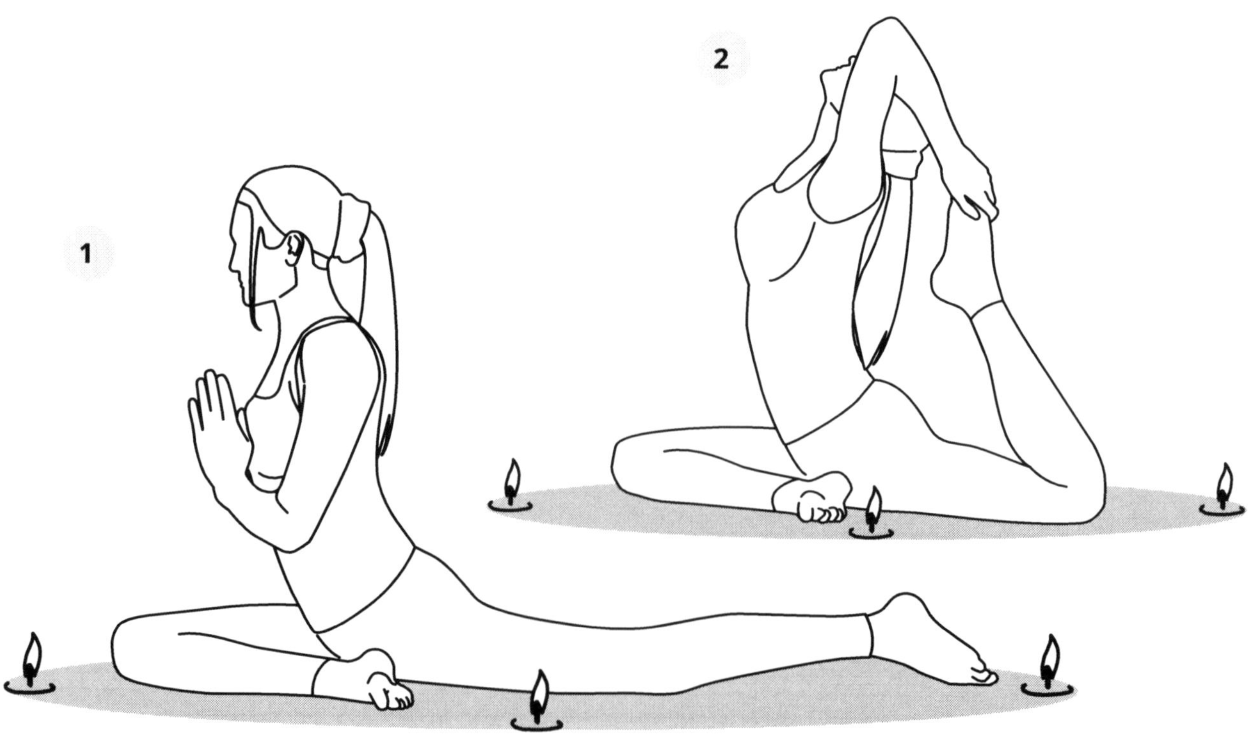

Wild Thing

Diese Asana sieht nicht nur gut aus, sie öffnet auch das Herz und gibt dem Übenden mehr Lebensfreude und Kraft. Der Brustkorb öffnet sich, die Wirbelsäule wird auseinandergezogen, die Schulterblätter sind straff und die Hüfte geöffnet.

Diese tiefe Rückbeuge, der umgekehrte herabschauende Hund, braucht gleichzeitig starke Schultern und Arme und eine gute Balance. Da viel Belastung gerade auf dem Handgelenk und den Schultern liegt, ist bei Problemen in diesen Bereichen von der Übung abzusehen.

1: Aus der Pose des herabschauenden Hundes (die Übungsanleitung findest du weiter oben) hebst du dein Gesäß nach oben und streckst langsam deine Beine. Der Rücken wird gestreckt, die Schultern sind möglichst weit von den Ohren entfernt. Verweile einige Atemzüge. Mit der nächsten Einatmung hebe dein rechtes Bein nach hinten oben in den dreibeinigen Hund. Beuge das rechte Bein mit der Ausatmung, dadurch öffnet sich die Hüfte. Mit der nächsten Einatmung verlagere dein Gewicht stärker auf die linke Hand und rolle auf die Außenkante deines linken Fußes.

2: Setzte deinen rechten Fuß mit der nächsten Ausatmung kontrolliert hinter dir ab und hebe deine Hüfte mit der folgenden Einatmung an, wobei du deinen rechten Arm an die rechte Hüfte bringst. Dabei streckst du deinen Rücken und öffnest deinen Brustkorb. Bringe die Schulterblätter näher zusammen, um noch weiter in die Rückbeuge zu kommen. Schaue mit langem, geradem Nacken in Richtung Himmel und strecke den rechten Arm über den Kopf. Halte diese Stellung bis zu 2 Minuten und beende die Übung über die Pose des herabschauenden Hundes.

Dies ist eine haltende Übung.

Übungsdauer: 30 Sekunden bis 2 Minuten.

1

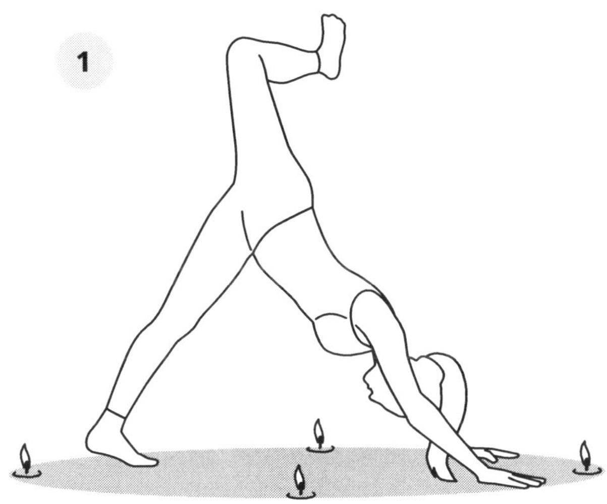

2

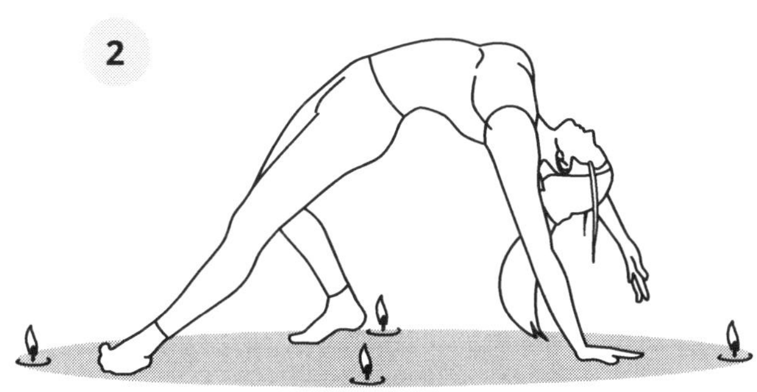

Übungen für das Hals-Chakra

Die Brücke

Diese Übung stärkt den unteren Rücken und löst Verspannungen im Nacken und in der Lendenwirbelsäule. Sie hilft gegen Unentschlossenheit bei der Entscheidung zwischen zwei Aspekten. Unter anderem ist diese Position eine gute Vorbereitung für Übungen mit einer starken Rückbeuge wie beispielsweise das Kamel, das weiter oben beschrieben wird.

Ziehe in Rückenlage die Fersen bis fast zum Gesäß an. Die Knie sind gebeugt. Aus dieser Position hebst du dein Becken an. Die Arme kannst du seitlich neben dem Körper ablegen. Das Gesäß und die Unterseite der Oberschenkel sind angespannt, sowie auch der Bereich des unteren Rückens. Die Schultern liegen gut auf. Der Nacken ist etwas geflext.

Nach dem Lösen aus der Brücke kannst du direkt in den anschließend beschriebenen Fisch wechseln.

Die Übung kann dynamisch oder haltend aufgeführt werden oder haltend. Für die dynamische Ausführung wird das Becken in die Position gehoben und wieder abgesenkt.

Übungsdauer: 30 Sekunden bis 2 Minuten.

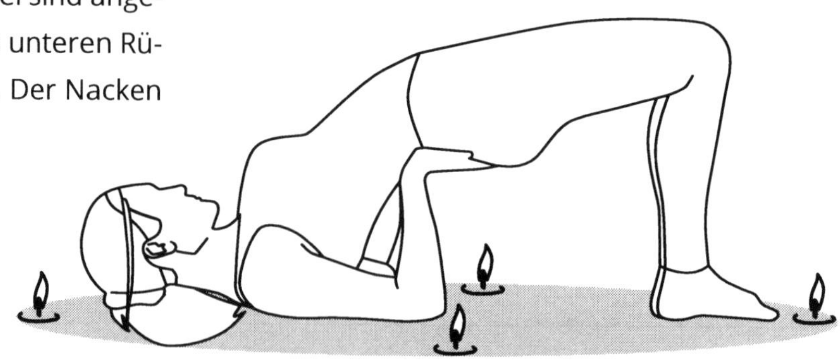

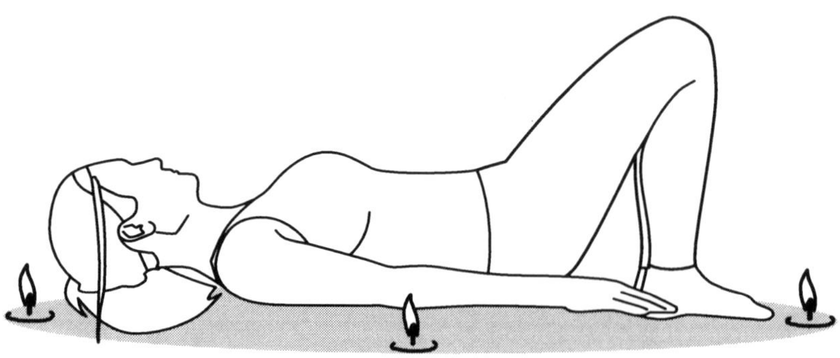

Der Fisch

Der Fisch ist eine hervorragende Übung zur Öffnung des Herzens. Sie wirkt auf das Hals- und Herzchakra. Dem Halschakra hilft sie, Offenheit im Leben zu kultivieren. Emotionale Spannung wird im Brustbereich gelöst. Durch den Abbau der Verspannungen in diesem Bereich kann wieder mehr Freude aus den unteren Chakren hochsteigen.

Strecke in Rückenlage deine Beine bis zu den Zehen aus. Dabei liegen die Beine aneinander. Die Fersen sind fest auf dem Boden. Als nächstes komme ein Stück nach oben und schiebe die Handinnenflächen über den Boden unter dein Gesäß. Die Ellenbogen sind einander gegenüber aufgestellt. Mit der nächsten Einatmung bringe den Oberkörper nach oben. Das Brustbein zieht zur Decke. Der Kopf bleibt dabei in einer natürlichen Haltung. Achte darauf, dass der Hals nicht abknickt!

Je nach Flexibilität kannst du mit der nächsten Ausatmung den Hinterkopf auf den Boden legen. Hierbei wird kein Gewicht vom Körper mit dem Kopf abgefangen, dieser Teil dient lediglich als Dehnung. Das Gewicht ist stattdessen auf den Armen.

Halte diese Position ca. 2 Minuten. Zum Auflösen der Übung rollst du dich vom Hals an Wirbel für Wirbel wieder auf, bis du auf deinen Händen sitzt. Ohne dabei den Hals zu knicken, der Hals wird leicht angehoben. Zum Schluss löse deine Hände unter deinem Gesäß und setze dich komplett auf.

Mobilisiere deine Arme etwas, um die Spannung zu lockern.

Dies ist eine haltende Übung.

Übungsdauer: 30 Sekunden bis 2 Minuten.

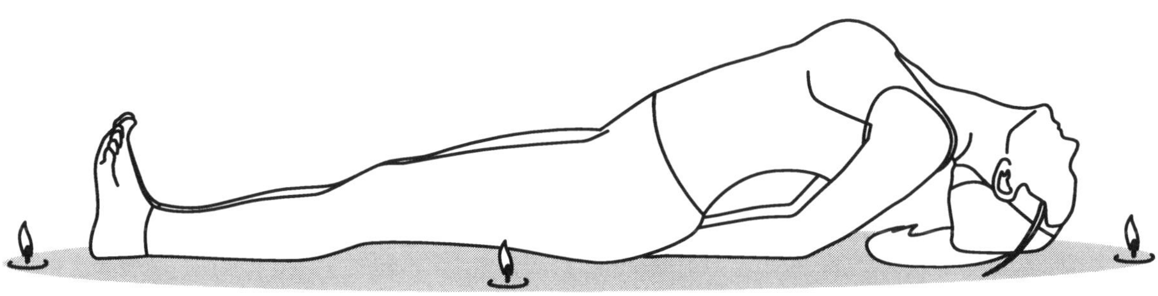

Die Heuschrecke

Die Heuschrecke ist eine sehr gute Übung zur Stärkung von Rücken, Gesäß und Beinrückseite. Sie gibt dem Übenden mehr Durchsetzungsvermögen und Selbstbewusstsein. Durch die Haltung werden die inneren Organe massiert, der Darm reguliert sich in seiner Funktion.

1: Lege dich mit dem Bauch auf deine Yogamatte. Die Haltung der Hände kannst du variieren. Entweder du nimmst die Arme nach hinten oben ausgestreckt. **2:** Oder du legst deine Arme unter deinen Rumpf, die Hände bilden Fäuste.

Mit der nächsten Einatmung gibt du Spannung in deinen Körper und hebst die Beine nach oben an. Hebe die Beine, soweit du kannst.

Sind die Hände neben deinem Körper, geht der Oberkörper mit nach oben. Der Kopf bleibt stets in Verlängerung der Wirbelsäule.

Variation

3: Als weitere Variation kannst du, mit einem Fuß das andere Bein am Knie stützen. Die Hüfte bleibt parallel!

Dies ist eine haltende Übung.

Übungsdauer: 30 Sekunden bis 2 Minuten.

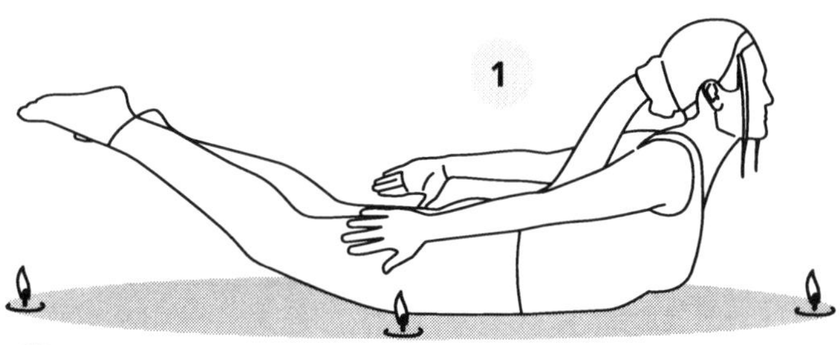
1

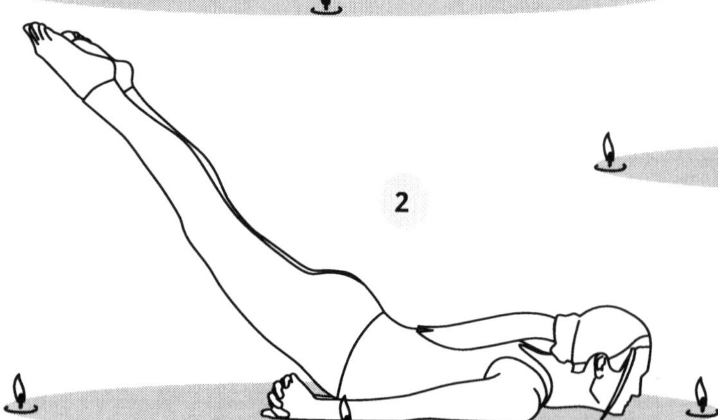
2

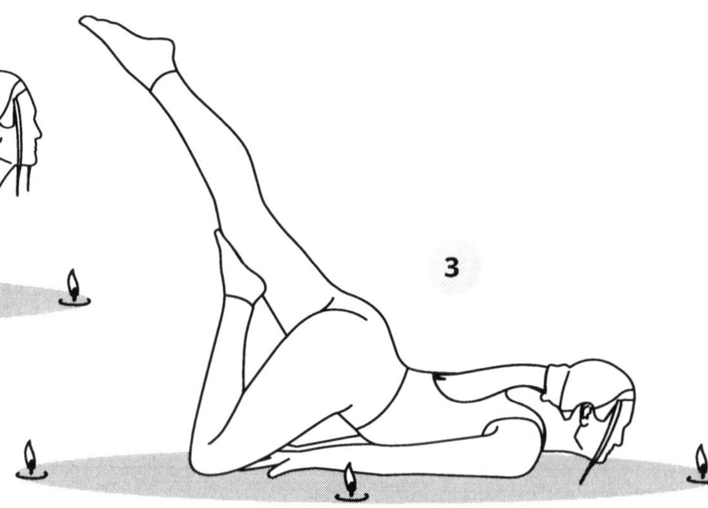
3

Der Schulterstand

Diese Übung ist für Anfänger nur ganz vorsichtig auszuführen. Bitte auch nicht ausführen bei Nackenschmerzen oder Problemen im unteren Rücken.

Im Gegensatz zum Kopfstand, der auch eine Umkehrhaltung ist und aktivierend auf den Organismus wirkt, ist diese Übung geeignet, um zu entspannen und sich zu beruhigen. Durch die Umkehrhaltung wird das Nervensystem wieder in eine ausgeglichene Haltung versetzt. Die Schilddrüse profitiert ebenfalls von dieser Übung.

Strecke in der Rückenlage die Beine aus und lege die Arme neben deinem Körper ab. Die Füße sind geflext. Der Bauch wird angespannt. Der Bauchnabel zieht zur Wirbelsäule. Ziehe deine Knie an bis etwa auf die Höhe deiner Brust. Die Schultern sind weg von den Ohren. Die Füße gehen mit der nächsten Einatmung hoch und das Becken schiebt sich hinterher. Die Beine ziehen stabil zur Decke. Unterstütze mit deinen Händen deinen unteren Rücken. Um dich aus der Position zu lösen, lass deine Knie langsam wieder nach unten sinken.

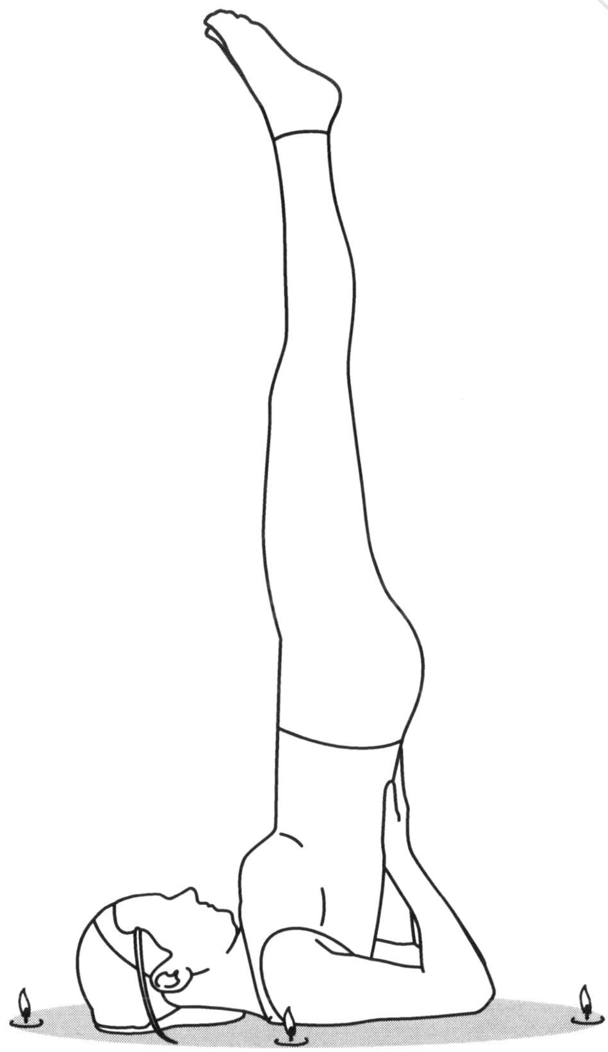

Dies ist eine haltende Übung.

Übungsdauer: 30 Sekunden bis 2 Minuten.

Übungen für das Stirn-Chakra

Die Krähe

Die Krähe ist eine harmonisierende Asana für das Stirn- und Kronenchakra. Sie gibt dem Praktizierenden mehr Gleichgewicht und Konzentration. Durch das stetige Ausführen der Übung bekommt der Yogaschüler auch mehr Selbstbewusstsein und Kraft.

Bevor du die Übung beginnst, ist es wichtig, deine Handgelenke ausreichend aufzuwärmen. Kreise mit deinen Handgelenken in beide Richtungen für je 1 Minute. Dehne sie anschließend je 30 Sekunden.

In der Hocke stelle beide Handflächen vor dir auf den Boden. Die Finger sind gespreizt, die Daumen zeigen zueinander. Beuge die Ellenbogen leicht. Stütze nun die Knie auf die Oberarme, kurz vor den Ellenbogen. Beuge dich langsam und vorsichtig nach vorn, lass dabei die Füße langsam vom Boden anheben. Der Blick ist auf den Boden gerichtet. Achte darauf, dass du nicht vornüber fällst. Drücke dafür die Fingerspitzen fest in den Boden.

Variationen

Füße seitlich, angewinkelt oder gestreckt.

Dies ist eine haltende Übung.

Übungsdauer: 30 Sekunden bis 2 Minuten.

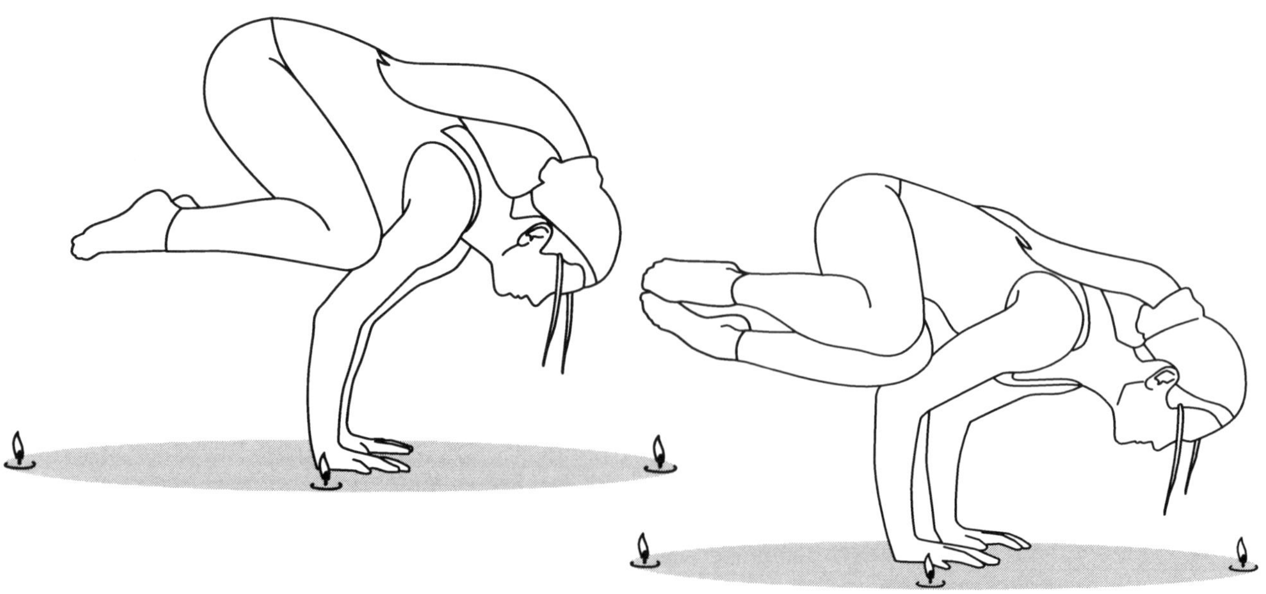

Der Adler

Die Übung hilft dir, dein Gleichgewicht zu finden und loszulassen. Du kommst besser in deine Mitte. Die Übung fördert die Flexibilität in Beinen und Hüftgelenken. Der untere Rücken und der Schulterbereich werden entspannt und gedehnt.

Aus dem Stand gibst du die Belastung auf dein linkes Bein. Hebe dein rechtes Bein an und umschlinge damit das Standbein. Hebe deinen rechten Arm im 90° Winkel vor deinen Körper und lege den linken Ellenbogen in die rechte Ellenbogenbeuge. Versuche, die Ellenbogen auf Schulterhöhe zu halten. Der Blick geht nach vorne. Der Kopf bildet die Verlängerung der Wirbelsäule. Der Bauchnabel ist nach innen oben gezogen.

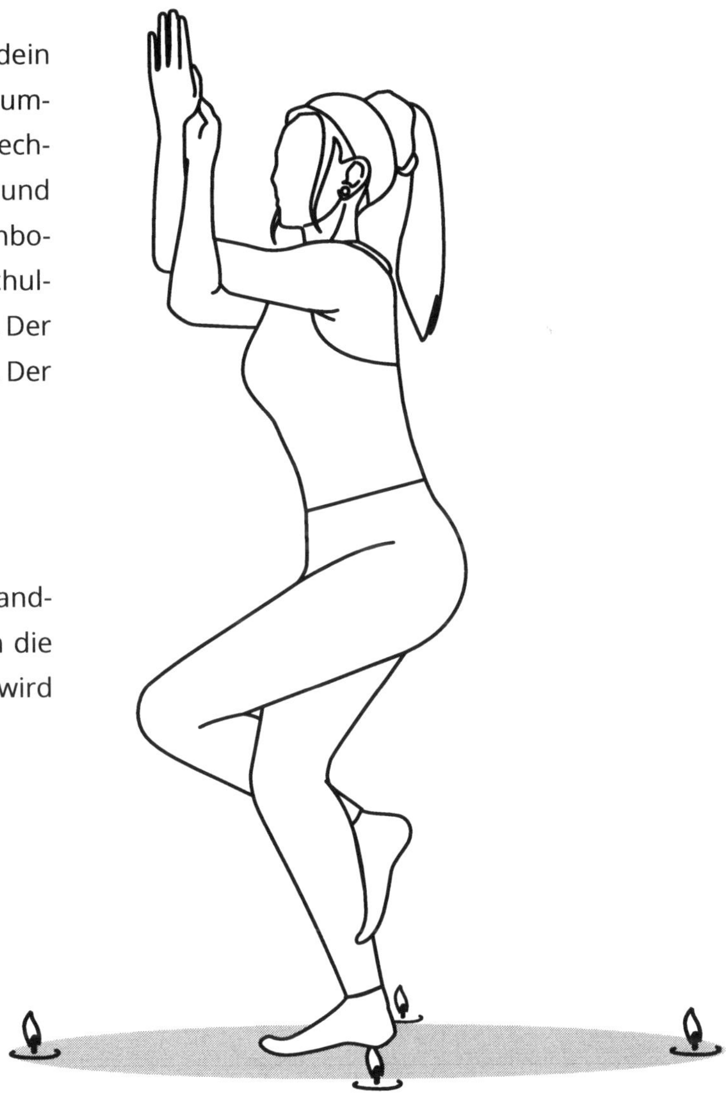

Variation

Du kannst in dieser Position langsam das Standbein beugen und etwas mehr Belastung in die Beinmuskulatur geben. Der Oberschenkel wird gekräftigt.

Dies ist eine haltende Übung.

Übungsdauer: 30 Sekunden bis 2 Minuten.

Der Baum

Der Baum bringt mehr Gleichgewicht in dein Leben. Er gibt dem Praktizierenden Stabilität und Selbstbestimmtheit.

In Standposition verlagere dein Gewicht auf ein Bein. Verteile dein Gewicht auf die ganze Fußfläche, dabei aber weniger auf die Innenseite des Fußes. Die Arme hängen locker neben dem Körper. Der Bauchnabel ist zur Wirbelsäule gezogen. Der Kopf zieht Richtung Decke. Hebe langsam deinen rechten Fuß an und lege ihn an die Innenseite des Oberschenkels. Finde dort eine Stelle, wo er „von allein" liegen bleibt. Es gibt eine kleine Mulde, die sich aus den Oberschenkelmuskeln ergibt. Dort kannst du den Fuß bequem ablegen. Hebe mit der Ausatmung die Arme über die Seiten von unten nach oben.

Einfache Variation

1: Aus dem Stand mit dem Gewicht auf einem Fuß wandert der rechte Fuß neben den linken Knöchel. Die Zehen sind am Boden. Das Standbein ist leicht gebeugt. Das rechte Bein ist seitlich vom Körper. Mit der nächsten Ausatmung bringst du die Arme seitlich über deinen Kopf zusammen.

Variation für Fortgeschrittene

2: Gehe in die Position des Baumes. Bewege die linke Hand von hinten um den Rücken herum und fasse nach dem rechten Fuß. Anschließend kannst du dich nach vorne beugen. Stütze dich mit dem freien Arm dabei ab.

Dies ist eine haltende Übung.

Übungsdauer: 30 Sekunden bis 2 Minuten.

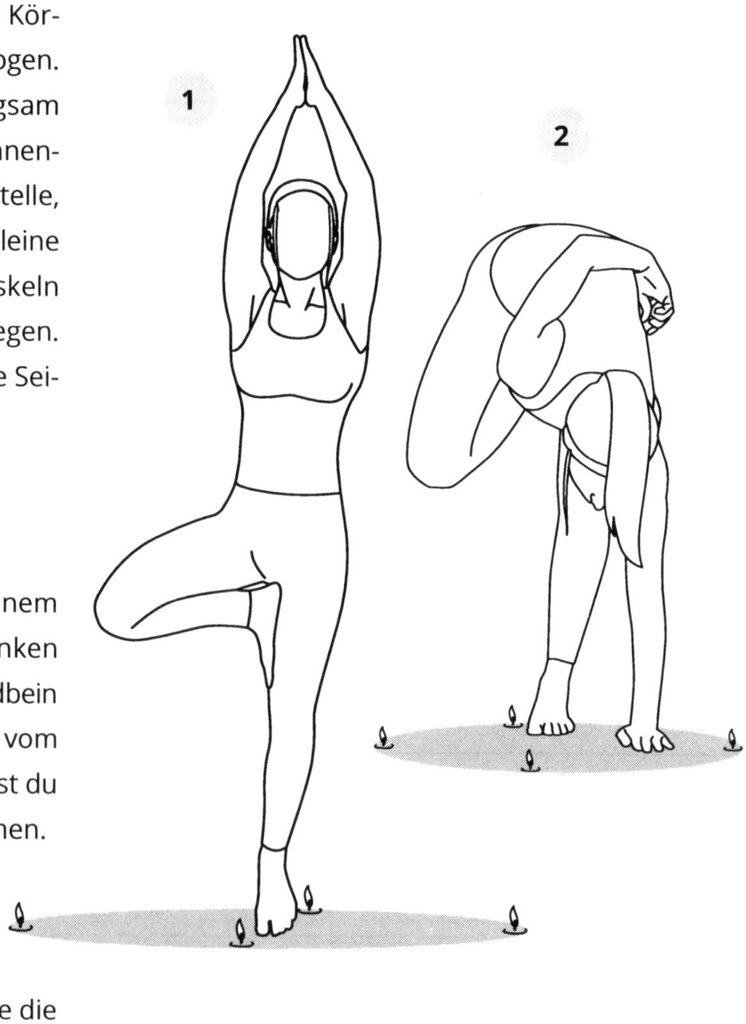

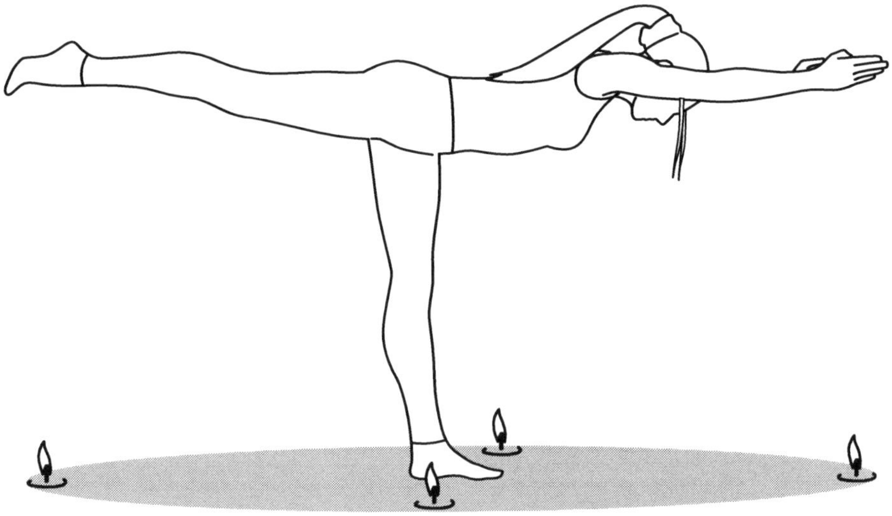

Der Krieger III

Diese Übung ist für Fortgeschrittene und mutige Anfänger. Sie ist eine sehr kraftvolle Übung und gibt dem Übenden Kraft und Standhaftigkeit. Durch das hohe Maß an gefordertem Gleichgewicht erfordert die Übung Stabilität im ganzen Körper.

Der Krieger III ist so ähnlich auszuführen wie die bekannte Standwaage.

In Standposition stehen die Füße parallel zueinander. Die Beine sind hüftbreit aufgestellt. Lege die Hände auf die Hüfte und ziehe den Bauchnabel nach innen oben zur Wirbelsäule, die Schultern nach hinten unten. Der Kopf zieht nach oben zur Decke. Verlagere dein Gewicht auf das rechte Bein, das als erstes zum Standbein wird.

Der linke Fuß hebt langsam ab und schwingt mit einem ausgestreckten Bein kontrolliert nach hinten. Der Oberkörper kippt gleichzeitig nach vorne. Bilde eine Linie mit dem ausgestreckten Bein und dem Oberkörper. Der Kopf bleibt stetig in Verlängerung der Wirbelsäule. Ziel ist es, in die Waagerechte zu kommen. Die Hüfte geht dabei parallel zum Boden. Kontrolliere die Beckenknochen, sie sollten auf einer Linie sein. Eine Seite sollte nicht weiter vorne sein als die andere. Verschiebt sich das Becken, schiebe es stets wieder in seine Position.

Die Hände gehen mit ausgestreckten Armen nach vorne auf die Höhe der Schultern. Die Handinnenflächen zeigen zueinander.

Variation für Anfänger

Das Standbein kann leicht gebeugt werden.

Dies ist eine haltende Übung.

Übungsdauer: 30 Sekunden bis 2 Minuten.

Übungen für das Kronen-Chakra

Die Vorwärtsbeuge

Lerne deine Grenzen mit dieser einfachen Übung kennen. Sie hilft dir, Hingabe und Demut zu entwickeln. Die gesamte Beinrückseite und vor allem die Knie werden gedehnt. Der Rücken wird gestreckt und die Wirbelsäule wird auseinandergezogen.

1: Begib dich in die Bergstellung. Dafür stellst du dich aufrecht auf oder neben deine Matte. Beginne bei den Zehen. Strecke jede einzelne Zehe lang nach vorn aus. Setze jede einzeln lang ab. So verteilt sich das Gewicht besser. Konzentriere dich nun darauf, das gesamte Gewicht gleichmäßig auf den ganzen Fuß zu verteilen. Ziehe die Kniescheiben nach oben, ohne das Bein komplett durchzustrecken. Spanne die Oberschenkel leicht an. Kippe das Becken nach vorne. Zieh den Bauchnabel ein. Roll deine Schulterblätter nach hinten unten. Bringe Weite in deine Schlüsselbeine. Das Brustbein zieht nach vorne oben. Der Kopf zieht Richtung Decke. Dein Atem fließt frei und leicht, Einatmung durch die Nase, Ausatmung durch den Mund.

2: Aus der Bergstellung hebe die Arme mit der nächsten Einatmung über den Kopf. Die Handflächen zeigen oben kurz zueinander. Mit der nächsten Ausatmung beuge dich mit geradem Rücken nach vorne. Die Hände berühren den Boden oder die Sprunggelenke.

Achte darauf, nicht nach vorne oder hinten zu kippen. Die Beine bleiben senkrecht.

Variation

3: Anfänger können diese Übung mit gebeugten Beinen praktizieren, wenn es hilft, den Rücken nicht zu krümmen.

Dies ist eine haltende Übung.

Übungsdauer: 30 Sekunden bis 2 Minuten.

1

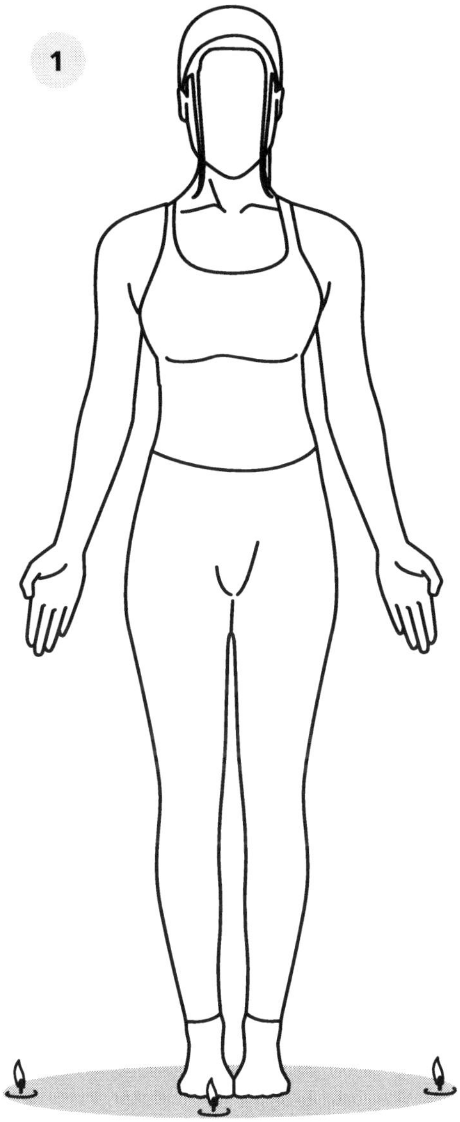

2

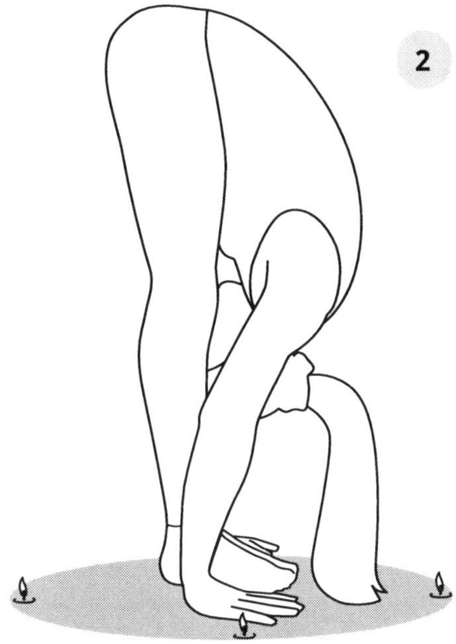

3

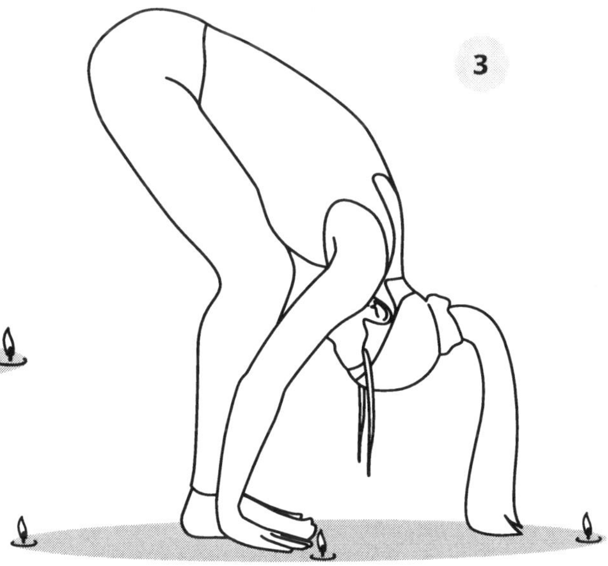

Die Pyramide

Die Pyramide öffnet und aktiviert dein Kronenchakra und dein Wurzelchakra. Sie verleiht dir Kraft, Stabilität und einen guten Gleichgewichtssinn.

Aus dem Stand heraus gehst du in Schrittstellung. Der Schritt sollte ca. 1 Meter bis 1,50 Meter lang sein. Der Bauchnabel ist zur Wirbelsäule gezogen und die Schultern nach hinten unten. Die Füße zeigen nach vorne, wobei der hintere leicht nach außen gedreht ist. Beuge dich über das vordere Bein.

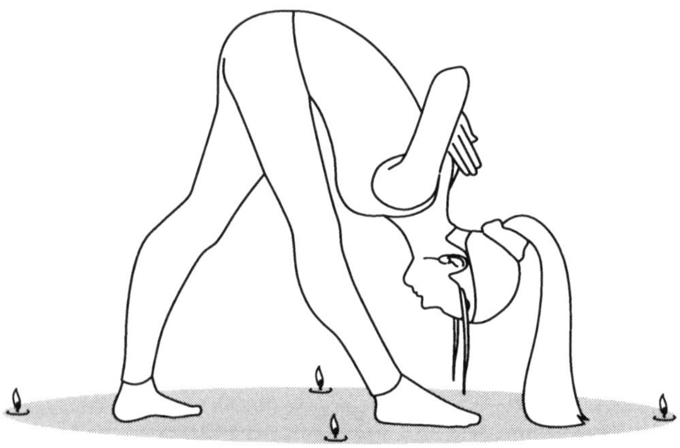

In dieser Position kannst du verschiedene Arm- bzw. Handhaltungen einnehmen. Zum einen kannst du die Arme hinter dem Rücken verschränken. Fasse dafür mit den Händen an die gegenüberliegenden Ellenbogen. Zum anderen kannst du die Hände an die Füße legen.

Dies ist eine haltende Übung.

Übungsdauer: 30 Sekunden bis 2 Minuten.

Die Totenstellung

Um sich nach der Yoga-Praxis wieder zu entspannen und seine Energie ins Gleichgewicht zu bringen, ist die Totenstellung ein hervorragender Ausgleich. Es ist wichtig nach einer aktiven Phase, wie bei dem Üben von Asanas, wieder in sein Yin zu kommen.

Lege dich dazu auf den Rücken. Gerne kannst du dich mit einer Decke zudecken und dir ein Kopfkissen unter den Kopf legen. Auf dem Kissen sollte dein Kopf bequem in einer Linie mit deiner Wirbelsäule liegen. Strecke die Beine lang von dir weg und lass die Füße leicht nach außen fallen.

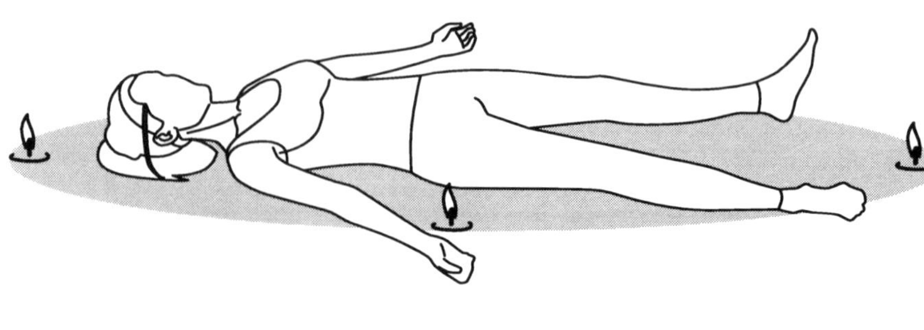

Die Arme liegen links und rechts etwas vom Körper weg mit den Handflächen nach oben. Lasse deinen Blick ganz weich werden, bevor du die Augen schließt und dein Gesicht vollständig entspannst.

Du kannst dieses Asana auch mehrmals am Tag üben, wenn du nach einer Aktivität etwas Ruhe brauchst. Sie hilft dir, deine gesamte Anspannung komplett herunterzufahren und den Alltag kurz loszulassen.

Dauer: 10 Minuten.

Meditation

Auch die Mediation spricht das Kronenchakra an. Durch das Kronenchakra ist es möglich, in der Meditation einen neuen Raum des Bewusstseins zu betreten. Die richtige Sitzhaltung ist für das Halten der Mediation wichtig. Wenn du gut sitzt, fällt es dir leichter, länger zu meditieren.

Kreuze die Beine dafür im Sitzen übereinander. Lass das Beckennach vorne kippen. Als Hilfe kannst du dafür eine Decke verwenden. Der Bauchnabel ist leicht eingezogen, die Brust nach oben und die Schultern fallen entspannt nach hinten unten. Der Kopf zieht zur Decke. Der Atem fließt in dieser Position frei. Beobachte ihn eine Zeit, bis du bei dir angekommen bist und deine Gedanken sich beruhigt haben.

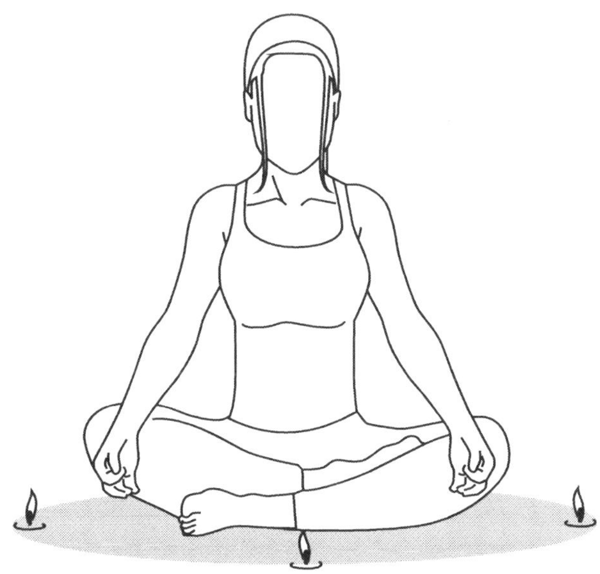

Meditation - Schemata, die dir helfen

Im heutigen Alltag hat man viel zu erledigen, hat tausende Gedanken im Kopf, die sich im Kreis bewegen. Im Buddhismus nennt man das „monkey mind“. Um besser in die Meditation einzusteigen oder zu lernen, wie man richtig meditiert, folgen ein paar Schemata. Sie helfen dir, in der Mediation besser zur Ruhe zu kommen und die Gedanken zu beruhigen. Setze dich auf dein Mediationskissen, auf den Boden oder lege dich auf deine Yogamatte. Warte eine Zeit, bis du wirklich bequem sitzt. Gib dir einen Moment, um anzukommen.

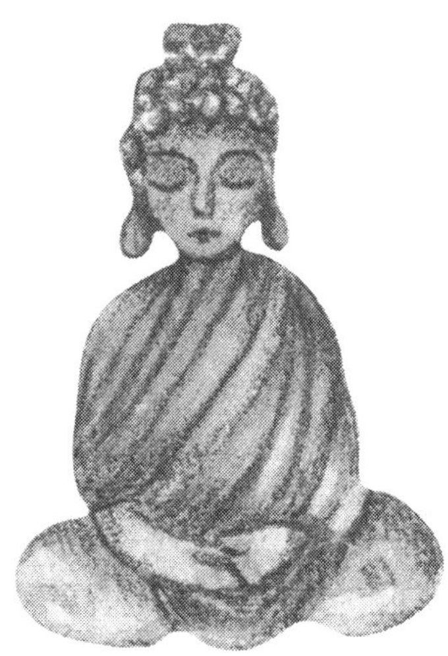

Meditation mit dem Atem

Beobachte, wie dein Atem fließt. Ist er schnell oder langsam? Kräftig oder zart? Wo fühlst du ihn, in deinem Hals, deiner Nase und deinen Lungen? Wie heben sich dein Bauch, deine Brust und deine Schultern? Beobachte dich eine Zeit lang. Lass alles zu, ohne etwas zu ändern. Gerade am Anfang schweift man leicht ab. Die Konzentration geht weg vom Atem, wieder hin zu deinen Gedanken. Zu einem Gedanken, der dir wahrscheinlich schon den ganzen Tag hinterherjagt. Wichtig ist es, keinen Gedanken beiseitezustoßen. Der kommt wieder, ob du will oder nicht.

Mediation, um Erlebtes zu verarbeiten

Stell dir eine weiße Kugel vor. Was siehst du in dieser Kugel? Stell dir eine Situation aus deinem Tag vor. Schaue sie dir an, wie ein Mensch, der vor einem Fenster steht. Er guckt durch die Scheibe nach innen, ist räumlich getrennt. Halte es so auch in deinem inneren Raum. Beobachte nur. Es ist wichtig, keine Wertung miteinfließen zu lassen. Wenn die Situation vorüber ist, stell dir vor, wie weißes Licht von oben nach unten an der Kugel hinunter und in sie hineinfließt.

Wie ist die Konsistenz von dem Licht? Ist es eher fest oder flüssig wie Wasser? Alles ist erlaubt. Finde deine Methode, die Kugel weiß auszufüllen. Du kannst dir auch anstatt einer Kugel Wolken vorstellen, auf der die Situation stattfindet. Alles ist erlaubt. Sei kreativ. Das, was sich in deinem Inneren für dich zeigt, ist richtig für dich!

Als nächstes lass die weiß gefüllte Kugel hinter einem weißen Vorhang verschwinden. Oder am Horizont immer kleiner werden, bis sie nicht mehr da ist. Beobachte sie, bis sie vor deinem inneren Auge nicht mehr zu sehen ist. Anschließend überprüfe deine Gefühlslage. Ist das Gefühl zu der Situation auch verschwunden? Wenn ja, kannst du dir die nächste Situation ansehen. Wenn nein, atme den Rest Anspannung aus dir hinaus.

Meditation, um negative Gefühle zu bearbeiten

Beobachte dich eine Zeit lang. Hast du ein negatives Gefühl in dir? Dann lass es zu! Wehre dich nicht dagegen! Es ist wichtig, das Gefühl anzunehmen, egal, ob positiv oder negativ. Jedes Gefühl soll gefühlt werden, nur so kannst du weiterwachsen. Verschließt du dich vor einem Gefühl, verschließt sich auch ein Teil in dir. Chakren blockieren und Nadis leiten nicht mehr. Wenn du dich öffnest, sind deine Chakren und Nadis auch geöffnet. Also nimm deine Gefühle an. Zwei Methoden der Meditation haben sich dabei besonders bewährt.

Methode A: Schau dir das Gefühl genau an. Wo sitzt es? Wie sieht es aus? Hat es eine Form? Was will es dir sagen? Setze dich damit auseinander.

Methode B: Lass das Gefühl größer und größer werden. Spüre, wie es deinen Körper mehr und mehr ausfüllt. Spüre es in Brust, Bauch, Beinen, Rücken Kopf, Fingern und Füßen. Halte es dort. Hör auf, dich zu wehren. Erlaube dir, es bewusst zu fühlen.

Sage dir laut: „Es ist okay, wie ich mich fühle", „Ich bin bereit dazu, dieses Gefühl anzunehmen", „Ich kann das", und dann sage dir sehr bestimmt „Ich lasse dieses Gefühl jetzt los. Hier und jetzt. So soll es sein. So ist es."

Genieße diesen Zustand eine Zeit lang. Genieße auch die negativen Gefühle.

Lass alle Äußerungen deines Körpers zu. Weine, lache, schluchze oder lass deinen Körper erzittern. Alles ist erlaubt!

Anschließend erinnere dich an das Gefühl von Zufriedenheit. Visualisiere weißes Licht. Fülle deinen ganzen Körper wieder mit Zufriedenheit und weißem Licht. Bade eine Weile darin. Du kannst das Licht am besten von deinem Scheitel aus an dir hinunterfließen lassen, bis in deine Fingerspitzen und Zehen.

Wenn es an der Zeit ist, komm wieder zu dir. Wackele langsam mit den Fingern und den Zehen. Streck dich. Bewege deinen Körper. Und wenn du so weit bist, öffne deine Augen.

Mudras und Mantras – energetische Gesten und starke Worte

Mudras sind bestimmte Gesten, die den Energiestrom lenken. Sie werden mit den Händen und Fingern geformt. Wie bei der Akupunktur aktivieren die Berührungen der Finger die zentralen Chakren der Hand. Sie können die verschiedensten Reaktionen des zentralen Nervensystems und aller anderen Körpersysteme auslösen, da das Prana sich über die miteinander verbundenen Energiebahnen im ganzen Körper verbreitet. Meditationen können mithilfe eines Mudras in Kombination mit einem Mantra positiv verstärkt werden.

Bei den Mudras handelt es sich um bestimmte Hand-Haltungen, die dich jeweils für bestimmte Wirkungen empfänglicher machen. Nicht nur beim Yoga praktiziert wird zum Beispiel die Gebetshaltung (Anjali Mudra). Dabei legst du die Handflächen vor dem Brustkorb an inander. Die Fingerspitzen zeigen nach oben. Mit dieser Haltung unterstützt du deine innere Ruhe und Besonnenheit und spürst zugleich die Energie fließen.

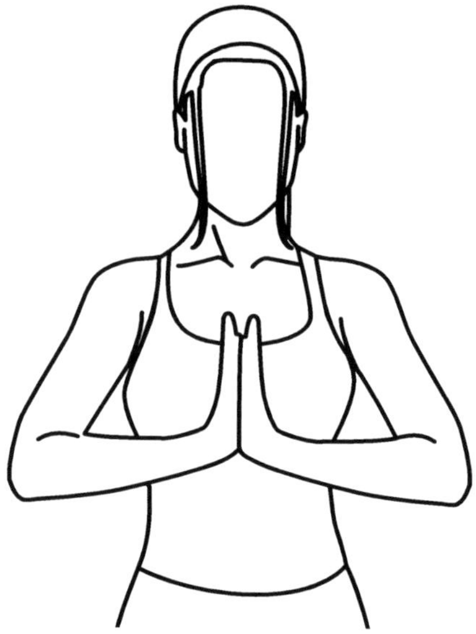

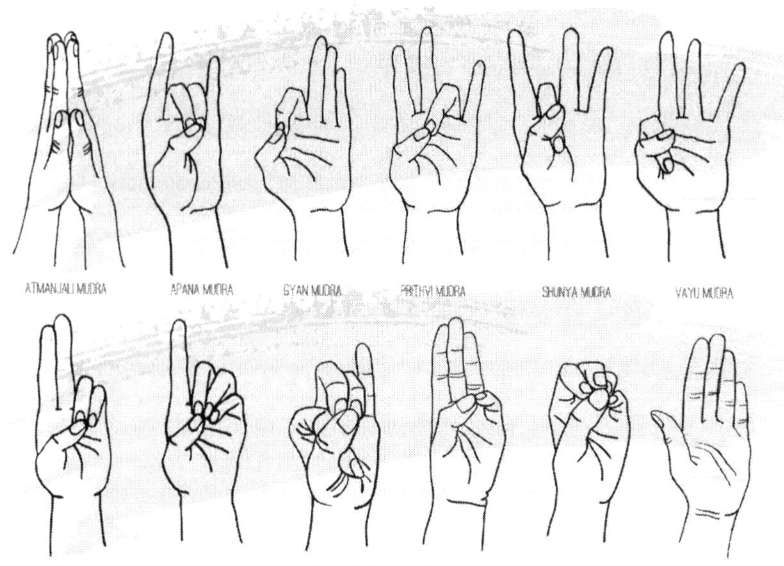

Bei anderen Mudras werden oft Daumen und jeweils andere Finger derselben Hand an den Spitzen zusammengeführt. Dies sind zum Beispiel

- Zeigefinger und Daumen, die anderen Finger sind gestreckt (Gyan Mudra), um inneren Frieden und spirituelles Wachstum zu fördern.
- Mittelfinger und Daumen (Shuni Mudra), um bewusst im Moment zu sein und dich geduldiger zu machen.
- Ringfinger und Daumen (Prithvi Mudra), um die Energie zu erhöhen und dir das Gefühl von innerer Stabilität und Selbstsicherheit zu verleihen.
- Kleiner Finger und Daumen (Bhudy Mudra), um Intuition und Selbstvertrauen zu erhöhen.
- Kleiner Finger, Mittelfinger und Daumen (Apan Mudra), um Gelassenheit, Zuversicht und Selbstvertrauen zu stärken, sowie Leber, Galle und Darm bei der Entgiftung zu unterstützen.
- Kleiner Finger, Ringfinger und Daumen (Prana Mudra), um Müdigkeit oder Stress abzubauen und stattdessen Energie und Vitalität zu erhöhen.
- Jeweils alle Fingerspitzen der linken und rechten Hand (Hakini Mudra), um Konzentration und Selbstbewusstsein zu unterstützen.

Wie die Gesten der Mudras bewirken beim Chakra-Yoga auch starke Worte Veränderung in Körper und Geist. Die sogenannten Mantras wirken wie Kraftformeln, von denen jede eine individuelle Auswirkung auf die einzelnen Chakren, Nadis und Energiekörper hat. Das konnte sogar wissenschaftlich bewiesen werden. Die Wörter haben eine Bedeutung, die jedoch zweitrangig ist. Das menschliche System reagiert auf den Klang der Worte, denn auch Klang ist eine Form der Energie. Seit Jahrtausenden beflügeln diese traditionsreichen Formeln den angeschlagenen Geist. Kundalini Yoga spricht dabei seine ganz eigene Formel aus. Anstatt des berühmten „Om" heißt es im Kundalini Yoga „Sat Nam" („Wahrheit ist mein Name") – aus gutem Grund. In „Wahrheit ist mein Name" spiegelt sich schließlich der essenzielle Charakter der nordindischen Yogalehre wider. Es geht um das Erkennen des wahren Kerns hinter allen festgefahrenen Prozessen, Empfindungen und Gedankengängen. Bis zu dreimal wird die alte Weisheit am Kursende wiederholt – ein motivierender Ausklang.

Neben Sat Nam sind die bekanntesten Mantras

AUM / OM

(Diese heilige Silbe vereint Wachen, Träumen und Schlaf, Vergangenheit, Gegenwart und Zukunft und bezeichnet somit die Gegenwart des Absoluten.)

ONG NAMO GURU DEV NAMO

(„Ich verbinde mich mit meinem höheren Selbst.")

AAD GURAY NAMEH

(„Ich verneige mich vor der allumfassenden, unsichtbaren Weisheit.")

RA MA DA SA

(„Sonne, Mond, Erde, Unendlichkeit")

WAHE GURU

(„Wunderbarer Gott")

SA TA NA MA

(„Geburt, Leben, Tod, Wiedergeburt")

Du kannst alle diese Mantren während des Praktizierens von Chakra-Yoga oder während einer Meditation singen oder sie einfach als Affirmation in deinen Alltag integrieren. Ab einer Länge von drei Minuten wird dein Aurafeld angesprochen und harmonisiert. Ab sieben Minuten wirkt es sich auf deinen Geistkörper aus. Nach 22 Minuten ist deine innere Haltung zu einer Veränderung bereit. Der Physische Körper mit seinen Muskeln und Organen reagiert nach 11 Minuten. Nach einer halben Stunde werden sogar alle Zellen erreicht.

Um die Mantras so lange wie möglich zu chanten, empfiehlt sich eine Audio-Dateien, beispielsweise auf deinem Handy, die du problemlos in deinen Alltag integrieren kannst.

Die Atemübungen des Pranayama

Zum Pranayama gehören verschiedene Atemübungen. Mit dem Atem wird das Prana, die Lebensenergie, die uns umgibt, im physischen und feinstofflichen Körper erhöht. Das ist das Ziel aller Yoga Asanas, denn die Qualität des Prana bedeutet den Unterschied zwischen Leben und Tod. Etwas Totes wie eine künstliche Pflanze hat kein Prana. Die Pflanze strahlt keine Energie aus. Das Prana einer lebenden Pflanze kann im Gegensatz dazu sogar mithilfe einer Kirlian-Kamera fotografisch dargestellt werden. Bei dieser hochfrequenten Hochspannungsfotografie können schwache elektrische Ladungen sichtbar gemacht werden. Das Prana in einem Menschen hat Einfluss darauf, wieviel Tatkraft und Ausstrahlung dieser besitzt. Hat ein Mensch viel Prana, ist er sehr kräftig in seiner Wirkung auf andere Menschen. Meist stehen solche Menschen im Mittelpunkt und ziehen Leute mit weniger Prana und entsprechend weniger Energie an. Letztere wirken eher träge und kommen meistens nur schleppend voran in ihrem Leben. Prana beeinflusst auch, was du in einem Raum empfindest, welche Art von Atmosphäre du wahrnimmst. Ist die Stimmung eher negativ oder eher positiv aufgeladen? Das alles hat mit der Lebensenergie Prana zu tun.

Im Chakra-Yoga sorgt das Pranayama dafür, dass wir uns mit Prana aufladen, und zwar hauptsächlich mithilfe der Bauchatmung, der Wechselatmung und dem Feueratem.

Dabei atmest du tief in deinen Körper hinein, nimmst neue Energie in dich auf und mit der Ausatmung lässt du alles Alte los. Platz für Neues wird geschaffen und diese neue Kraft nimmt seinen Platz ein. Um das Prana im ganzen Körper zu verteilen, ist es möglich, mit deinem Geist die Prana-Energie aus dem Atem in jeden Körperteil und jedes Organ zu schicken.

Die Bauchatmung

Beobachte zunächst deinen Atem. Lass ihn mit der Zeit tiefer werden. Dann atme in deinen Bauch hinein, fülle ihn mit Luft, bis sich deine Bauchdecke wölbt. Erst nach vorne dann zur Seite. Fülle deine Lungen mit Luft, sodass sich der Brustkorb hebt und sich die Schlüsselbeine weiten. Um dich ganz mit Prana anzufüllen, ziehe zum Ende der Einatmung deine Schultern hoch. Halte kurz die Luft an, lass dann die Schultern wieder fallen und alle Luft hinausfließen. Der Brustkorb fällt wieder zusammen und der Bauch wird eingezogen.

Beobachte deine Atmung. Lass sie tiefer und tiefer werden. Mit der nächsten Einatmung atme tief in deinen Bauch hinein. Beobachte, wie sich deine Bauchdecke hebt. Atme dabei zuerst vorne in deinen Bauch ein und dann in die Seiten. Anschließend fülle deine Lungen mit Luft. Dein Brustkorb wird sich heben. Lass deine Schlüsselbeine weit werden, bis die Schultern sich heben. Alles in einem Atemzug. Zum Schluss hebst du im selben Atemzug die Schultern.

Halte die Luft an, zähle „21, 22, 23" und atme langsam kontrolliert durch den Mund wieder aus.

Die Wechselatmung

In erster Linie ist diese Übung dazu da, die Nadis zu reinigen. Beim Reinigen der Nadis werden diese geöffnet und das Prana kann wieder besser fließen. Die Konzentration steigt und es ist einfacher, von diesem Punkt aus eine Meditation zu beginnen. Bei dieser Form der Atmung erhöht sich die Lungenkapazität und wirkt sich positiv auf das Herzkreislaufsystem aus. Daher ist sie gut für Allergiker und Menschen mit Asthma oder anderen Atemwegserkrankungen geeignet.

Hier bietet sich die Kombination mit folgender Mudra an:

Beuge Zeigefinger und Mittelfinger, bis sie fast die Handinnenseite berühren. Der Daumen, Ringfinger und der kleine Finger sind dabei „gestreckt".

Gerne kannst du diese Übung im Sitzen machen. Sie ist aber auch in jeder anderen Haltung möglich, auch unterwegs in Bus und Bahn oder in der Mittagspause im Büro oder im Park, immer dann, wenn du dich etwas mehr zentrieren möchtest.

Wenn du in deiner Haltung angekommen bist, nimm das Mudra mit der Hand ein und atme lange aus. Anschließend lege den Ringfinger an dein Nasenloch. Atme 4 Sekunden lang in einem Atemzug ein. Fülle deine Lunge zu ¾ mit Luft. Dann verschließe beide Nasenlöcher und halte die eingezogene Luft 4 Sekunden lang an. Löse nun den Ringfinger von der Nase. Der Daumen bleibt am Nasenloch und hält es zu. Die angehaltene Luft wird nun 8 Sekunden ausgeatmet. Durch das freie Nasenloch wird nun 4 Sekunden lang in einem Atemzug eingeatmet. Anschließend wird wieder mit beiden Fingern die Nase verschlossen und die Luft 4 Sekunden angehalten. Die Finger bleiben trotz des Wechsels in der Mudra.

Kurz:

Einmal einatmen 4 Sekunden – Luft anhalten 4 Sekunden – Ausatmen 8 Sekunden – Einatmen 4 Sekunden. Rhythmus: 4 / 4 / 8

Variation:

Einmal einatmen 4 Sekunden – 12 bis 16 Sekunden Luft anhalten – Ausatmen 8 Sekunden – Einatmen 4 Sekunden. Rhythmus: 4 / 12 – 16 / 8

Die Feueratmung

Der Feueratem wird im Kundalini Yoga häufig praktiziert. Er dient zur Verstärkung der Asanas und kann auch als einfache Pranamaya Übung vor einer Meditation ausgeübt werden. Diese kraftvolle Atemübung haben wir in das Chakra-Yoga dieses Buches integriert. Beim Ausführen dieser Übung wird durch das schnelle und intensive Atmen der Kreislauf hochgefahren und du gerätst ab und zu sogar ins Schwitzen. Zumindest wird dir warm.

Bitte übe den Feueratem zunächst, bevor du ihn mit einer Asana verbindest. Das ist wichtig, damit du während des Praktizierens in deiner Mitte bleibst und nicht mittendrin umkippst. Durch die intensive Atmung, die die Mitte des Körpers betrifft, brauchst du eine gut trainierte Muskulatur des Rumpfes und der Atmungsorgane.

Atme in deinen Bauch ein. Der Brustkorb hebt sich kaum, da der Fokus mehr auf dem Zusammenziehen des Zwerchfells liegt. Die Ausatmung erfolgt sehr kräftig und impulsiv. Die Luft wird quasi ausgestoßen. Somit dauert die Einatmung etwas länger als die Ausatmung! Der Atem geht dabei durch die Nase, der Mund ist verschlossen. Die Konzentration liegt auf dem Nabelpunkt, der sich zur Wirbelsäule einzieht. Das Atmen erfolgt ohne Pause.

Als Pranayama kann diese Übung 1 bis 3 Minuten gemacht werden.

Durch das ungewohnt viele Atmen und den dabei entwickelten Sauerstoffanstieg kann es anfangs vielleicht zu körperlichem Unwohlsein kommen. Atme dann anfangs langsamer und übe kürzer, um deinen persönlichen Rhythmus zu finden.

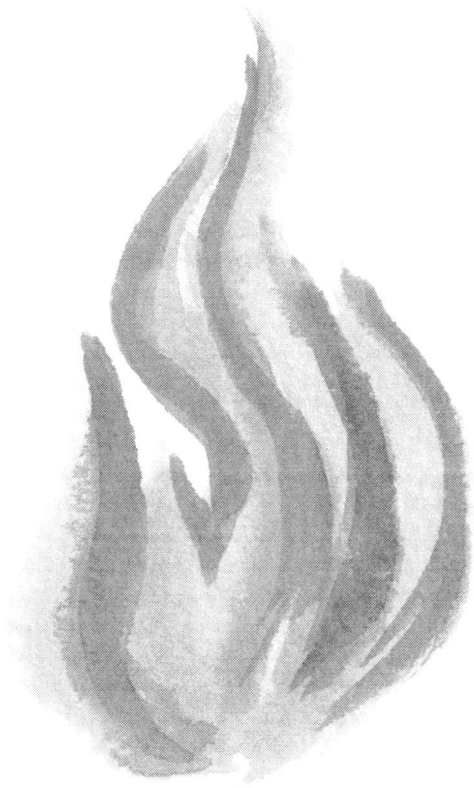

Chakra-Yoga in den Alltag integrieren

Wer kennt ihn nicht, den inneren Schweinehund. Der Mensch ist ein Gewohnheitstier und braucht Routinen. Es gibt viele Wege, Chakra-Yoga in deinen Alltag zu integrieren. Wenn du stetig deiner yogischen Praxis nachgehst, erzielst du am schnellsten die größten Effekte. Verfolgst du diesen Weg nur gelegentlich, tust du für den Moment auch etwas Gutes. Nach Yogi Bhajan sind wir nicht menschliche Wesen, die eine spirituelle Erfahrung machen, sondern spirituelle Wesen, die eine Erfahrung als Mensch machen. Jeder von uns trifft seine eigenen Entscheidungen, wie schnell oder langsam er sein Ziel erreichen möchte.

Finde eine Zeit am Tag, in der du für dich sein kannst. In dieser Zeit legst du das Handy und alle anderen elektronischen Geräte beiseite. Öffne ein Fenster und lass frische Luft herein. Schlüpfe in bequeme Kleidung und ziehe dich auf deine Yogamatte zurück.

Empfehlung:

- Sei ganz in Stille für dich da und lasse sie wirken.
  Oder finde die passende Musik für dich und passend zum Yoga das dazugehörige Mantra.
- Wenn es dir an einem Tag schwerfällt, zieh deine Yoga-Sachen an und mache nur 5 Minuten Yoga. Das ist eine einfache Methode, um einen Anfang zu finden. Falls du trotzdem nach den 5 Minuten Yoga keine Begeisterung verspürst, versuche es später erneut.

Morgendliche Routine

Eine morgendliche Routine ist für den Körper und den Geist ein wunderbarer, energetisierender Start in den Tag. Wenn du dies regelmäßig ausführst, konditionierst du deinen Körper auf das kleine Set am Morgen und du startest mit deinen Bewegungen und Meditationen fast von selbst.

Du kannst deine ersten Asanas bereits absolvieren, während du noch im Bett liegst. Beginne langsam, um deinen Körper nicht zu überfordern und um richtig wach zu werden.

Lege dich im Bett oder auf deiner Yogamatte auf den Rücken. Lass deine Atmung frei fließen. Fange langsam an, deine Füße zu strecken und wieder zu dir zu ziehen. Die Zehen sind dabei geflext. Achte beim Liegen darauf, kein Hohlkreuz zu haben. Ziehe dafür deinen Bauchnabel leicht nach hinten oben zur Wirbelsäule.

Natürlich hat jeder seine eigenen Ansprüche, dennoch möchte ich dir einige bewährte Übungen vorschlagen. Du kannst diese rein intuitiv nach deinen Bedürfnissen anpassen und neu zusammenstellen. Spüre in dich hinein und entscheide, was dir guttut. Gerade am Morgen zum Start in den Tag wirkt das Erwecken der Energie besonders bereichernd für deine Lebensqualität. Das bei sich sein und sammeln der Gedanken, Gefühle und spiritueller Energie gibt dir Kraft, Stärke und Gelassenheit. Es verbindet am Morgen die Lebensenergie mit der dich umgebenden Energie. So kommst du in die Resonanz mit dem, was du wirklich willst und dir wichtig ist.

Die folgenden Sets sind kurz gehalten aber dennoch sehr kraftvoll. Wenn du den Wecker 5 Minuten eher stellst, hast du die erste Einheit des Tages praktiziert.

Set 1: Wirbelsäule Mobilisieren – Chakra-Energie aktivieren

Lege beide Arme auf Schulterhöhe nach außen ab. Die Handflächen zeigen zum Himmel. Stelle die Beine an und schwinge diese locker von rechts nach links.

Aus dieser Position kannst du in das Asana „Krokodil" übergehen: Lass die Knie dazu auf die linke Seite fallen. Der Blick geht dabei nach rechts in die entgegengesetzte Richtung. Halte diese Pose 30 Sekunden bis zu zwei Minuten. Danach wechsle die Seite.

Anschließend kannst du kräftiges Fahrradfahren in der Luft ausführen. Tue dies für für 1 Minute.

Nun folgt die Fersenaktivierung: Belasse dazu die Oberschenkel auf 90°. Beuge und strecke nun die Knie im Wechsel, sodass eine Ferse zum Becken geht und die andere nach oben zur Decke. Mit der einen Ferse setzt du jeweils einen kurzen Impuls an deinem Becken. Dauer: 1 Minute.

Abschließend empfehlen sich Sufi-Kreise in der einfachen Sitzhaltung.

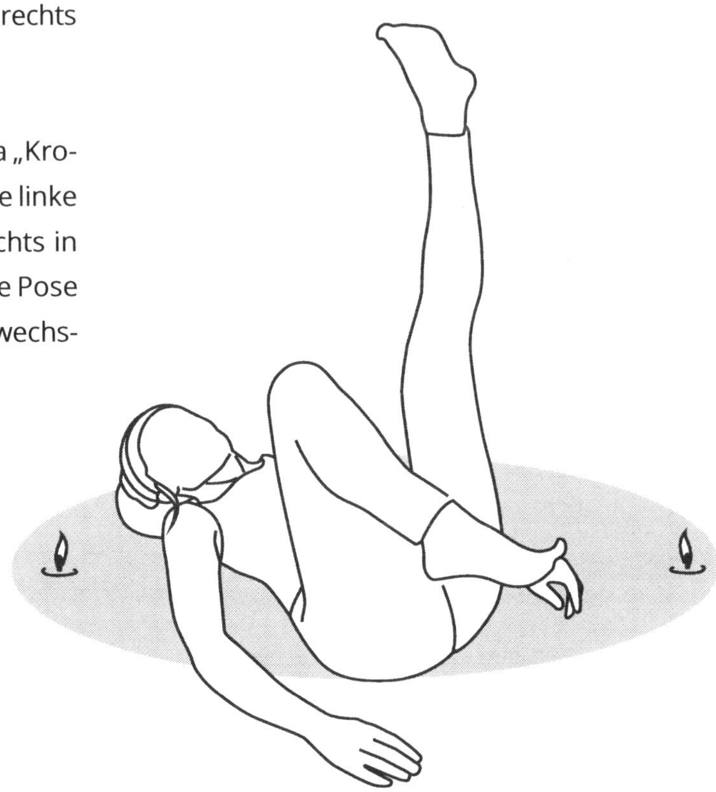

Set 2: Wake up – Chakren erwecken – Fokus finden

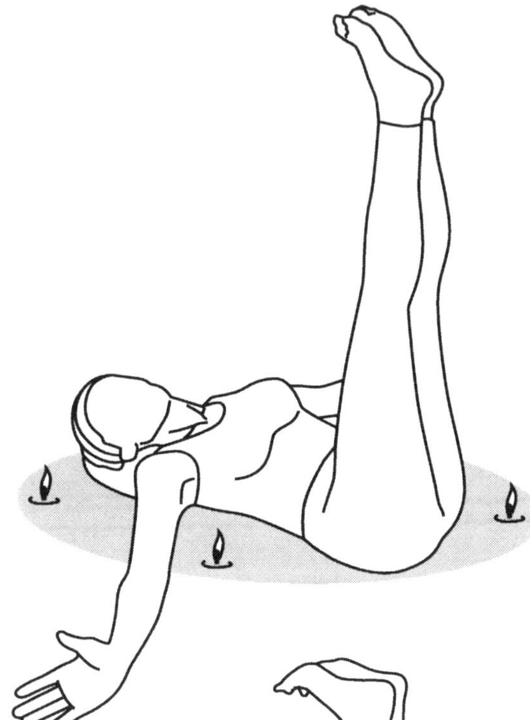

Lege die Arme gestreckt neben die Schultern. Die Handflächen zeigen nach oben.

Strecke beide Beine 90° nach oben Richtung Decke aus. Im hinteren Oberschenkel darf hierbei ein dezentes Muskelziehen zu spüren sein.

Ziehe nun die Füße und die Fußzehen kräftig nach unten Richtung Nase an. Gleichzeitig streckst du die Finger kräftig aus. Arbeite in zügigen Wechsel zwischen Anspannung und Entspannung. Mache diese Übung 1 Minute lang.

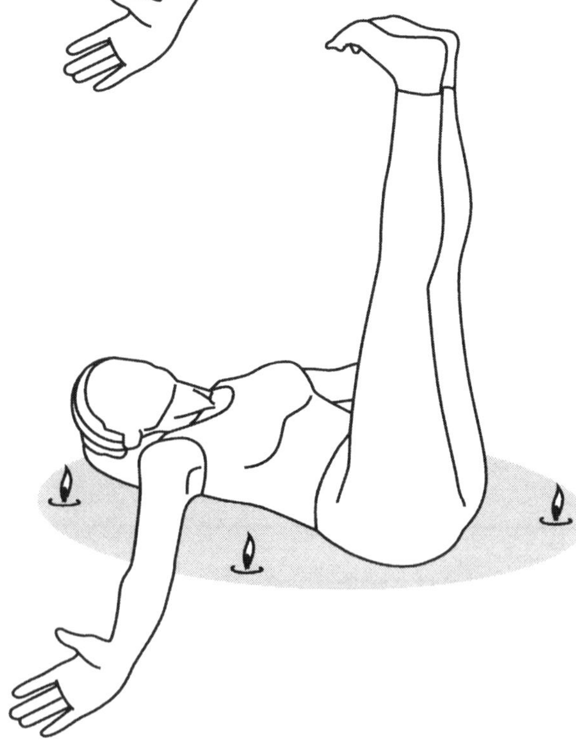

Es folgt das Fahrradfahren der Beine in der Luft. Gleichzeitig klopfst du mit den Fäusten auf dem Brustbein, ebenfalls eine Minute lang.

Anschließend begibst du dich in die einfache Sitzhaltung. Hebe dabei erst die rechte, dann die linke Schulter, dann wieder die rechte usw.

Abschließend konzentriere dich auf die Wechselatmung: Dazu musst du in dein linkes Nasenloch einatmen mit der innerlichen Affirmation von 4 wichtigen Worten, welche du anziehen möchtest, und in das rechte Nasenloche ausatmen mit der innerlichen Affirmation von 4 Worten, welche du loslassen möchtest.

Set 3: Gedankenkreisel beruhigen – in die Kraft kommen

Aktivierung des Prana

Du bist in der einfachen Sitzhaltung. Dabei übst du die tiefe Bauchatmung: 4 Züge einatmen – auf 4 die Luft anhalten – auf 7 die Luft abgebremst ausströmen lassen. Mache mindestens 7 Durchgänge.

Lege dann deine Hände seitlich an deinen Kopf, sodass die Handballen etwa an den Schläfen liegen. Gib nun mit der Einatmung Druck mit den Händen gegen deinen Kopf, so als wenn du ihn etwas verkleinern wolltest. Mit der Ausatmung lässt du den Druck los. Arbeite mindestens 7 Mal in dieser pumpenden Bewegung.

Abschließend kannst du in der einfachen Sitzhaltung 7 Mal *„Sat Nam"* chanten.

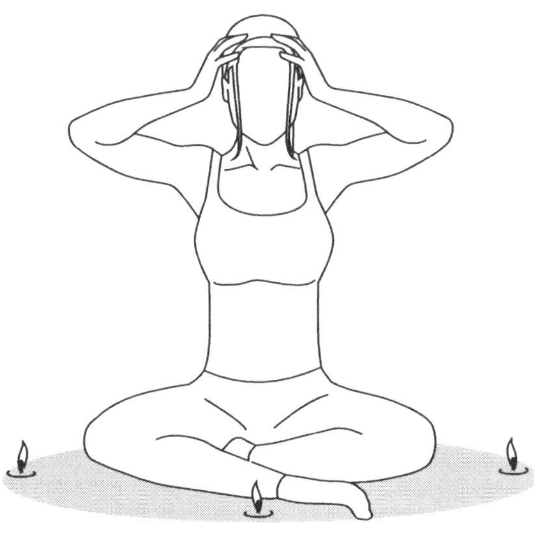

Vorschläge für eine spirituelle Morgenroutine

Rituelle Handlungen und bewusstes Verhalten schärfen den Geist und die innere Kraft. Mit einer spirituellen Routine am Morgen kannst du gleich zu Beginn des Tages deinen Energiefluss aktivieren und harmonisieren. Einige Vorschläge aus der yogischen Tradition kannst du im Anschluss lesen. Spüre genau in dich hinein, welches Ritual zu dir passt und was für dich einen positiven Effekt hat.

Meditieren

Im Rhythmus der kosmischen Energie und des Körpers wirkt eine Meditation besonders zwischen 4:00 Uhr und 6:00 Uhr. Dies wird in den yogischen Lehren so empfohlen. Erzwinge jedoch nichts, es muss zu deinen persönlichen Rhythmen passen.

Beginne damit, bei dir anzukommen. Schau, wie du sitzt. Wie du dich heute fühlst. Gehe mit dem Fokus mehr und mehr nach innen. Von dem, was um dich herum ist, zu deinem Körper, zu deiner Haut, zu deinen Organen. Fühle, wie dein Herz schlägt. Wie deine Brust sich hebt und senkt. Wie der Atem durch deine Lungen fließt. Genieße diesen Moment. Er ist ganz für dich.

Pause. Genießen.

Schließe die Augen, wenn du sie nicht schon geschlossen hast. Konzentriere dich auf den Punkt zwischen und oberhalb deiner Augenbrauen, das „dritte Auge". Halte deine Konzentration dort und beobachte deinen Atem. Nimm dir kurz Zeit, um für deinen Atem dankbar zu sein.

Wenn du dich auf diesen Punkt konzentrierst, kommst du automatisch ins Beobachten. Das Beobachten des Atems ist eine essenziell wichtige Vorbereitung auf den Alltag. Durch diese kleine Übung kannst du in deinem Alltag mehr Abstand zu schwierigen Aufgaben gewinnen. Es ist leichter, eine Situation objektiv von außen zu betrachten und anschließend neutral zu handeln, anstatt dich in die Situation ziehen zu lassen und nicht mehr Herr darüber zu sein. Diese Übung kann über deine Bewusstheit sehr hilfreich sein. Nutze sie.

Achtsamkeit

Du kannst meditieren, aber auch beten, ein Mantra singen oder, wenn dein Zeitplan gar kein Lücken frei lässt, einfach während des Zähneputzens oder während des Duschens alle Gedanken loslassen und einfach den Moment als solchen wahrnehmen. Halte im Alltag kurz inne und bleibe einfach im Hier und Jetzt. Nimm zum Beispiel eine Kerze auf dem Tisch bewusst wahr oder den Duft des frischen Kaffees,vielleicht aber auch den Aublick aus deinem Fenster.

Stille

Den Tag mit einigen ruhigen Minuten zu beginnen, wirkt wahre Wunder. Schalte alle äußeren Reize, wie zum Beispiel Musik für einige Minuten aus und verweile einfach nur im Sein. Wenn du morgens viel Trubel um dich hast, dann stelle den Wecker einfach ein paar Minuten vorher.

Warmes Wasser

Warmes Wasser reinigt und bringt die Energie zu fließen. Es wirkt harmonisierend und entgiftend. Auch in anderen fernöstlichen Lehren wird dies zur Regeneration und Heilung praktiziert. Es ist zum Beispiel ein wichtiges Element in der Ernährung der TCM. Trinke das Wasser als erstes auf nüchternen Magen. Praktisch ist es, das warme Wasser am Abend in einer Thermoskanne vorzubereiten. So ist es direkt nach dem Aufwachen greifbar. Auch später am Tag unterstützt dich das Trinken von warmem Wasser, die Lebensenergie in Fluss zu halten und Negatives auszuschwemmen.

Etwas leicht Verdauliches essen

Nimm morgens möglichst etwas Warmes, leicht Verdauliches zu dir. Ein Porridge oder auch eine Suppe sind dazu gut geeignet. Die beste Zeit für dein Frühstück liegt zwischen 7 Uhr und 9 Uhr morgens.

Abendroutine

Der Abend beginnt im Idealfall etwa gegen 18:00 Uhr. Ab dieser Zeit solltest du nichts mehr essen. Falls das anfangs noch nicht möglich ist, kannst du leichte Speisen wie eine Suppe zu dir nehmen, spätestens jedoch bis zwei Stunden vor dem Schlafen gehen. Zwischen 18:00 Uhr und 20:00 Uhr ist es gut für den Geist, wenn Unterhaltungen gepflegt werden. Danach sollte allmählich Ruhe einkehren. Wenn du dich am Ende des Tages noch zurückziehen und etwas Zeit allein verbringen kannst, kannst du dich wie am Ende einer Yoga Stunde abends ausstimmen. Der Tag wird bewusst abgeschlossen. Alles wird neutral betrachtet, sodass dein Unterbewusstsein nachts weniger zu tun hat.

Sehr gut für das Nervensystem ist es, um in den Ruhemodus zu gelangen, wenn du eine Stunde vor dem zu Bett gehen die Beleuchtung dimmst. Auch an elektronischen Geräten kannst du den Nachtmodus nutzen. Wenn du abends gerne noch etwas schaust, dann suche sehr ruhige, entspannende Sequenzen. Vermeide für dich aufregende Themen. Diese beschäftigen den Geist in der Nacht. Somit kann die Regeneration von den Aktivitäten des Tages viel schlechter ablaufen. Diszipliniere dich jedoch, mindestens 20 Minuten vor dem Schlafen keine elektronischen Geräte, wie Handy usw. zu nutzen. Die hohe Bildfrequenz aktiviert das Nervensystem.

Nutze die Zeit für einen abendliche Meditation. Hier sind drei sehr nützliche Meditationen, Belastungen das Alltags am Abend loszulassen und in die reine Energie zu kommen.

Kleidung für den Abend wechseln – negative Energien ablegen

Wenn du nach Hause kommst und in den Ruhemodus starten möchtest, dann hilft es, sich zunächst physisch der Dinge des Tages zu entledigen, indem du die Kleidung, welche du getragen hast, ausziehst. Führe dies ganz bewusst durch. Lege so energetisch alles Belastende vom Tag ab. Ziehe frische, bequeme, im besten Fall weiße oder helle Kleidung an. Dieses Ritual funktioniert wunderbar, wenn du das Ablegen und Weglegen von deinem Körper achtsam verfolgst. Nimm wahr, dass du nun in deine reine Energie kommst. Du befreist dich bildlich von den negativen Einflüssen des Tages. Es fällt nun leichter auch seelisch loszulassen. Probiere es einfach ein paar Tage aus.

Rituelle Reinigung von den negativen Energien des Tages

Ein wirklich sehr schönes und energetisch säuberndes Ritual ist es, am Abend zu duschen. Hier spüre bewusst und achtsam, wie das Wasser von dir abperlt. Das abfließende Wasser reinigt dich nicht nur physisch, sondern auch energetisch. Es nimmt negative Energien und Energieblockaden mit sich. Denke hier an all das, was du von diesem Tag loswerden möchtest. Beruhigt und gelassen kannst du nun den Abend verbringen.

Spülen der Handgelenke

Ein weiteres Reinigungsritual ist das Überspülen der Handgelenke mit Wasser.

Halt deine Handgelenke für 1 bis 3 Minuten unter das fließende Wasser am Wasserhahn.

Auch hier sei achtsam und verfolge innerlich, wie das Wasser die Belastungen des Tages wegspült.

Heißes Wasser oder Tee

Trinke einen heißen Tee oder heißes Wasser. Das reinigt auch symbolisch von den negativen Schwingungen des Tages.

Dankbarkeitsmeditation

Nimm dir ein paar Minuten in Ruhe. Setze dich in die einfache Sitzhaltung oder gehe in die Rückenlage. Reibe die Handflächen aneinander und chante drei Mal *„Sat Nam“*.

Lasse nun die Dinge vor deinem inneren Auge vorüberziehen, für die du dankbar bist.

Übe dich auch in Dankbarkeit für Situationen, welche dir erst einmal nicht so positiv erscheinen, du vielleicht wütend oder ärgerlich bist. Auch diese Dinge wollen dir etwas sagen. Sei dankbar für die Erfahrung. Überstahle alles mit hellem Licht.

Schließe die Meditation wieder mit dem Reiben der Hände aneinander. Bringe sie in Gebetshaltung und chante drei Mal *„Sat Nam“*.

So kommst du in die Schwingung des Friedens.

Du stärkst du die positiven Energien in dir.

Abgeben von Belastungen anderer

Diese Meditation hilft dir, alles, was dir andere aufgebürdet haben, abzugeben und mit dir selbst im Reinen und in Liebe zu sein. Liege bequem. Beobachte deinen Atem einige Minuten lang. Dann stelle dich in Gedanken an einen Wegrand.

Nun kommen ganz automatisch Menschen, welche dich mit ihren „Päckchen" beladen haben. Dies im übertragenen Sinn. Menschen, welche ihre Probleme, Sorgen, Nichtigkeiten auf dich geladen haben. Gib ihnen nun in Gedanken ihre Päckchen zurück, bedanke dich bei ihnen und lasse sie gehen. Spüre nun den Frieden und die Ruhe, welche in dir einkehrt.

So kannst du ohne Belastungen zum Schlafen gehen.

Kirtan Kriya

Diese Meditation ist eine der berühmtesten Meditationen aus den Überlieferungen.

Sie steht für den Kreislauf des Lebens und deine Wahrheit und bringt dir Ausgeglichenheit.

Sitze in der einfachen Sitzhaltung.

Chante drei Mal *„Ong namo guru dev namo"*

Chante nun *„Sa Ta Na Ma"* und begleite dies mir einer Mudra-Abfolge beider Hände gleichzeitig.

Du bringst durchlaufend jeweils den Daumen zum Zeigefinger, Mittelfinger, Ringfinger und zum Kleinen Finger. Ab hier geht der Durchlauf von neuem los. Zum Zeigefinger ist die Silbe Sa, zum Mittelfinger Ta, zum Ringfinger Na und zum Kleinfinger Ma.

Jede dieser Mudra-Positionen hat eine eigene Bedeutung. Daumen und Zeigefinger sind das oft genutzte Gyan Mudra. Dieses steht für Wissen. Daumen und Mittelfinger sind das Shuni Mudra und bringt Weisheit, das Mudra zum Ringfinger ist das Surya Mudra – Lebensenergie und das letzte zum Kleinfinger ist das Buddhi Mudra und befähigt uns zur Kommunikation.

Original solltest du 5 Minuten mit normaler Stimme chanten, 5 Minuten flüstern und 5 Minuten im Geiste in innerlicher Ansprache.

Auch hier gilt: Lieber weniger als gar nicht! Hast du diese Zeit nicht, dann verkürze notfalls.

Am Ende verbleibe noch in Stille.

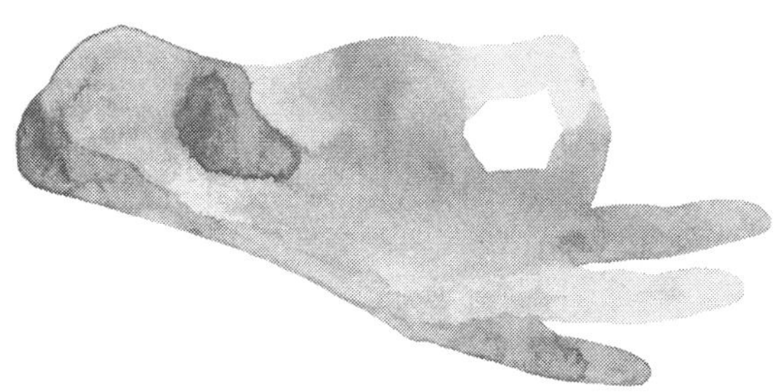

Kleines Abend Set – Ruhe und Verbindung mit der Erde

Beginne mit einem langsamen Sufi-Kreisen. Dazu befindest du dich in der einfachen Sitzhaltung, zum Beispiel im Schneidersitz. Drehe dich nun langsam gegen den Uhrzeigersinn.

Gehe nun in die einfache Sitzhaltung, optimal auf dem Boden sitzend. Neige von hier aus den Oberkörper nach vorn und strecke die Arme am Boden weit nach vorne heraus. Die Stirn strebt Richtung Boden. Bewege deinen Oberkörper so weit, wie es dir gut tut. Spüre die Verbindung mit dem Boden, der Erde. Gehe bewusst in diese Verbindung.

Nimm nun die „Stellung des Kindes" ein. Dazu befindest du dich in der Fersenhaltung, das heißt, du kniest und dein Gesäß ruht auf den Fersen. Der Oberkörper wird nach vorne gebeugt, so dass der Kopf am Boden aufliegt. Die Hände liegen entspannt seitlich des Körpers oder zwischen Kopf und Boden.

Verbinde nun die Stellung des Kindes mit einem leichten Beckenkreisen.

Begib dich zum Abschluss wieder in die Sitzhaltung und chante *„Sat Nam"*.

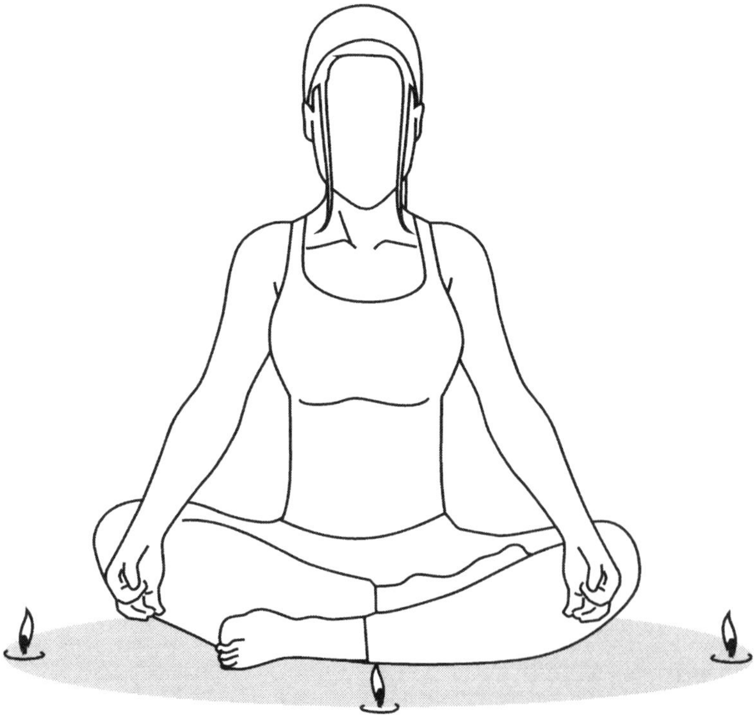

Fazit

In diesem Buch bist du einer Reihe von Möglichkeiten begegnet, die dir helfen können, bewusster zu werden und deine Spiritualität optimal zu entwickeln. Du kannst reflektieren, an welchem Punkt du dich spirituell gerade befindest, wo du im Leben stehst und was geheilt werden möchte. Mithilfe der passenden Affirmationen, Asanas, Pranayamas, Mudras, Mantras und Meditationen stehen dir vielfältige, wundervolle Möglichkeiten zur Verfügung, deine ganz individuelle Chakra-Yoga Praxis zu entwickeln, die du allein für dich zu Hause oder in der Gruppe mit einem Yoga-Lehrer üben kannst. Egal, wie lange es dauert, am Ende wird sich dein schöpferisches Potenzial entfalten und du stehst in deiner Kraft. Dabei wünschen wir dir viel Erfolg!

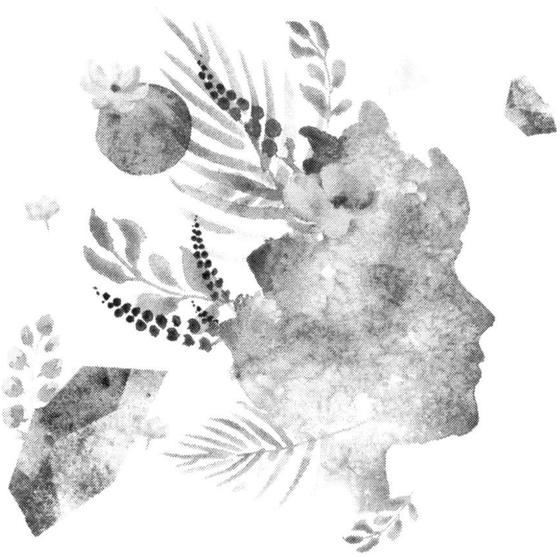

Drei Zusatzkapitel für dein Leben mit Chakra-Yoga

Die goldenen 7 Chakra-Yoga Sets für den Weg in deine Kraft

Die folgenden 7 Sets kannst du in 5 bis 10 Minuten praktizieren. Suche dir ein Thema, welches dich gerade bewegt. Vor jeden Set chante dreimal *„Ong Namo guru dev namo"*. Durch dieses Mandra kommst du in Ruhe und bei dir selbst an.

Am Ende des Sets nimm dir kurz Zeit, in der einfachen Sitzhaltung in Ruhe zu verbringen. Spüre in dich hinein und folge mit deiner Aufmerksamkeit deinem Atem. Sei ganz bei dir.

Die Asanas sind hier hintereinander aufgelistet. Du kennst diese aus dem Kapitel vorher. Nur neue Asanas oder Abwandlungen werden für dich genauer beschrieben.

Die Affirmationen kannst du gerne am Ende nutzen, um die tiefe Wirkung zum Unterbewusstsein zu verstärken. Es sind Angebote für dich, gerne kannst du jedoch eigene Affirmationen einsetzen, welche gerade zu deinen Themen passen.

Stärke und Kraft

Führe folgende Asanas hintereinander aus:

- Kamelritt
- Dreieck
- Adler
- Krieger 1
- Ausschütteln der Arme und Beine
- V-Haltung

Zur V-Haltung stelle dich hüftbreit mit gutem Bodenkontakt der Füße hin.

Strecke die Arme v-förmig nach oben aus. Stecke auch die Finger und spreize diese wie einen Fächer. Spüre die Energie und die Kraft.

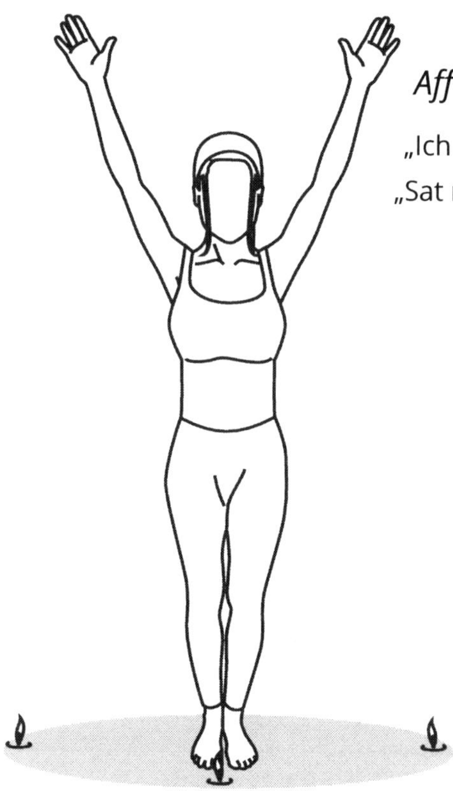

Affirmation:

„Ich bin stark"
„Sat nam"

Schutz und Abgrenzung vor negativen Einflüssen

Begib dich in die einfache Sitzhaltung, dann nimm die Arme über den Kopf und verschränke die Finger. Beide Zeigefinger dabei gestreckt aneinanderlegen und nach oben zeigen lassen.

Einatmen – Bauchnabel einziehen – Muhla Bandha (Beckenboden) spannen.

Ausatmen – Bauchnabel loslassen – Muhla Bhanda lösen.

Etwa 30 Sekunden im Rhythmus deines Atems durchführen.

1: In der einfachen Sitzhaltung oder im Fersensitz im Wechsel 1 bis 2 Minuten lang kräftig und zügig nach vorne boxen.

2: Schnelles Armkreuzen: Strecke die Arme vor dir auf Schulterhöhe aus. Strecke kräftig die Finger und spreize diese. Kreuze nun mit großen Bewegungen die Arme vor dem Körper, indem du sie weit nach außen neben die Schultern und wieder nach innen vor dich bewegst. Hier kreuzen die Hände leicht.

Dauer: Etwa 30 Sekunden.

Variation Krieger 1

Abwandlung: Nimm die Hände zur Faust und lasse nur den Daumen nach oben zeigen. Der hintere Arm wird gebeugt, sodass du mit dem Ellenbogen nach hinten spannst. Der Blick fixiert den vorderen Daumen. (Ein wenig wie „Pfeil und Bogen"). Chante dazu *„Sat Nam"*.

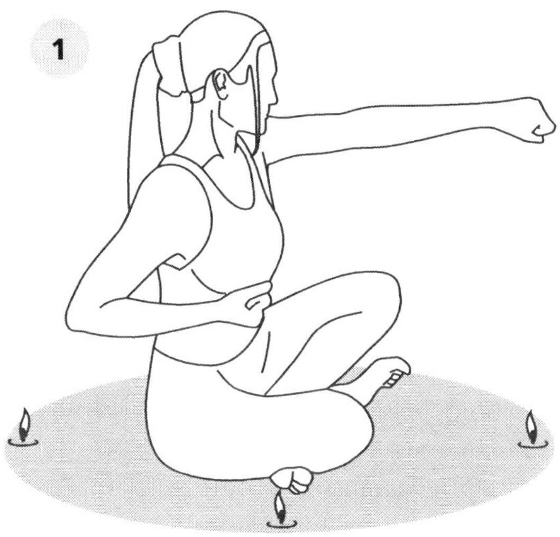

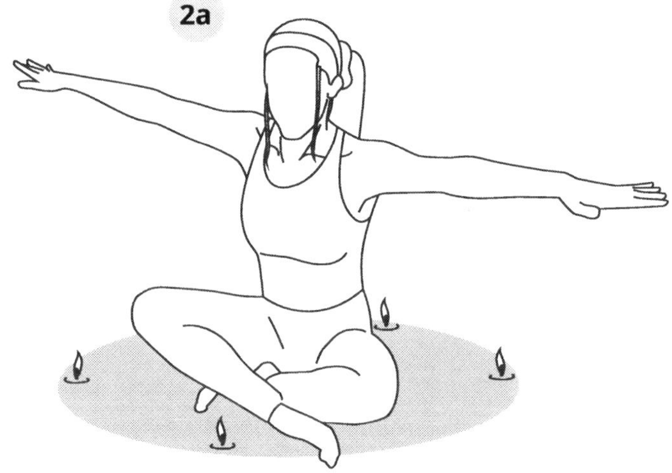

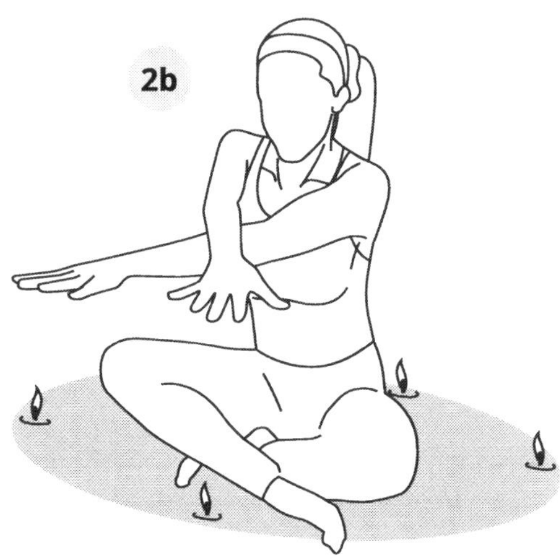

Energietanken bei Erschöpfung und Kraftlosigkeit

Führe folgende Asanas hintereinander aus:

- Kamelritt
- Seitbeuge aus der einfachen Sitzhaltung
- Armkreise oben: Nimm dazu die Hände zur Faust. Der Daumen liegt in der Faust. Strecke die Arme nach oben aus. Kreise nun die Arme über dem Kopf kräftig. Dauer: 30 Sekunden.
- **1:** Kolbenbewegung der Beine aus Rückenlage:
  - Rückenlage einnehmen
  - Aktiviere Mulabhanda und ziehe den Bauchnabel ein, indem du die Bauchmuskulatur spannst.
  - Beuge kraftvoll ein Bein an, indem du das Knie Richtung Nase ziehst und strecke das andere Bein knapp über dem Boden aus.
  - Wechsele nun zügig und kraftvoll für mindestens eine Minute.
  - (Die Bewegung ähnelt dem Fahrradfahren, nur bewegst du hier nicht in einer Kreisbahn, sondern gerade.)
- Klopfen des Brustbeins: Klopfe nun dein Brustbein mit den Fäusten kräftig für mindestens 30 Sekunden ab.

Affirmation:

„Alle Aufgaben erledige ich mit Freude und Leichtigkeit"
„Ich freue mich auf das Kommende"

1

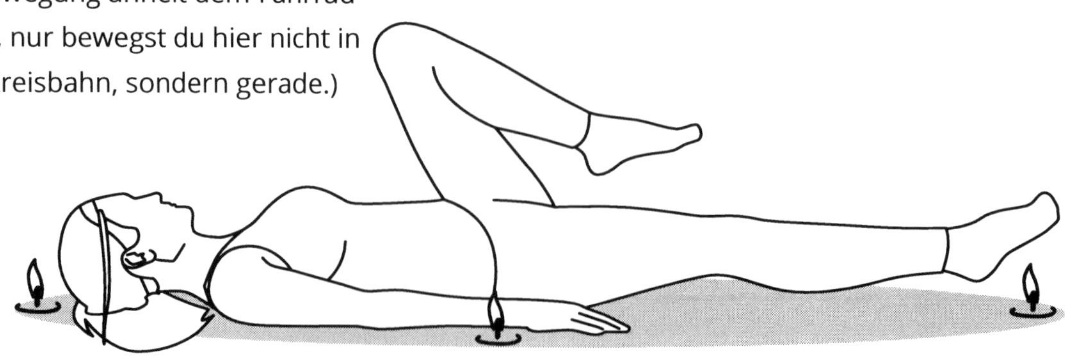

Überlastung und negativen Stress abbauen

- Beginne mit dem Sufi-Kreisen
- Schulterheben rechts/links im Wechsel, dabei links einatmen und rechts ausatmen
- Spinal Twist.
- Haltung des Kindes
- Katze-Kuh
- Berghaltung (einfacher Parallelstand)
- Kräftig die Arme ausschütteln und dabei die negativen Belastungen bildlich abschütteln. Denke an die Dinge, welche du ablegen möchtest und lasse diese los.

Affirmation:

„Ich bin ruhig und gelassen"

Ausstrahlung stärken

- Krokodil
- Kobra
- Katze-Kuh
- Taube
- Adler
- **1:** Baum: Stehe dazu auf einem Bein. Lege den Fuß des anderen Beines soweit oben, als möglich an den inneren Oberschenkel des Standbeines. Nimm die Arme über den Kopf und lege die Handflächen aneinander. Stehe auf jedem Bein mindesten 10 Sekunden.

Affirmation:

„Ich bin ein wertvoller Mensch."

1

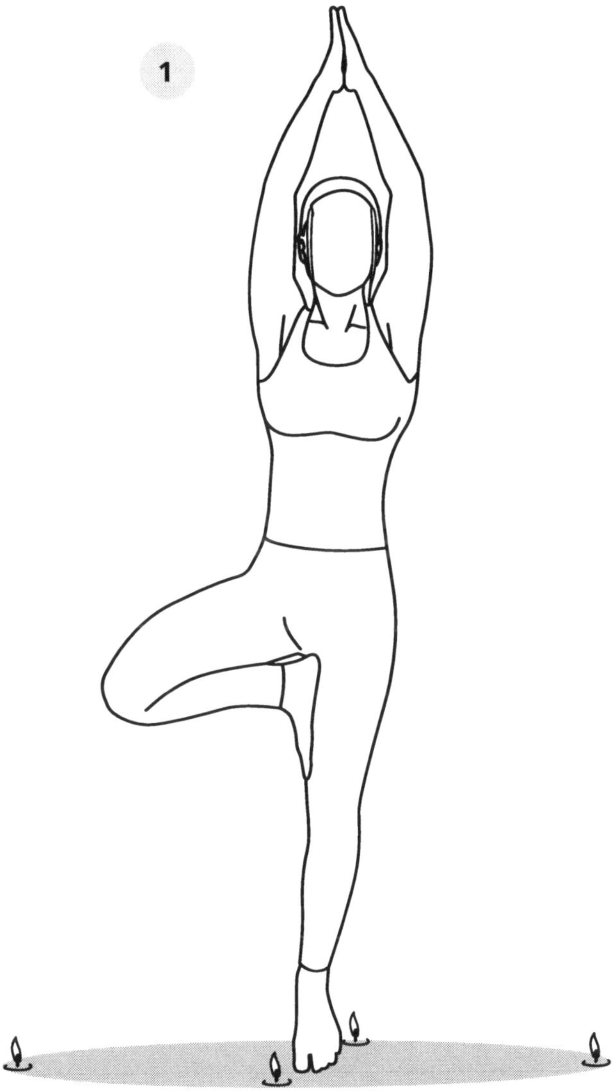

Zur Ruhe kommen

- Hocke
- Kind: Zusätzlich im Kind die Arme nach vorn ausstrecken und rechts lins langsam und genüßlich heraus rekeln (strecken).
- Frosch
- Schmetterling im Liegen
- **1:** Päckchen schaukeln: Du liegst am Rücken. Ziehe beide Beine gebeugt zum Oberkörper heran. Umfasse die Beine mit deinen Händen. Schaukele sanft nach recht und links.

1

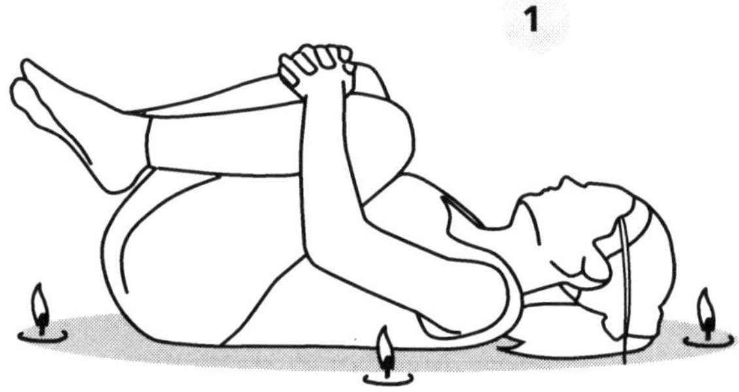

- Rückenlage mit gestreckten Beinen. Lege eine Hand auf den Bauch und die andere Hand auf das Brustbein. Atme bewusst und tief. Spüre die Atembewegung unter deinen Händen.

Affirmation:

„Ich bin entspannt und ruhig"

Selbstwert stärken

- Adler
- Baum
- Krieger 3
- Krieger 1
- schnelles Trippeln auf der Stelle und gleichzeitig mit den Armen nach vorne boxen. Dauer: Mindestens 30 Sekunden.
- Adler

Affirmation:

„Ich bin wertvoll"
„Sat Nam"

Subagh Kriya - Glück und Fülle

Das Subagh Kriya hilft dir dabei, in der Fülle zu sein und reich an Werten zu werden. Dazu aktivierst du die Überzeugungskraft deiner Intuition. Sie sagt dir genau, was zu tun ist und gibt dir selbst in schwierigen Situationen die Kraft, voranzukommen.

1a

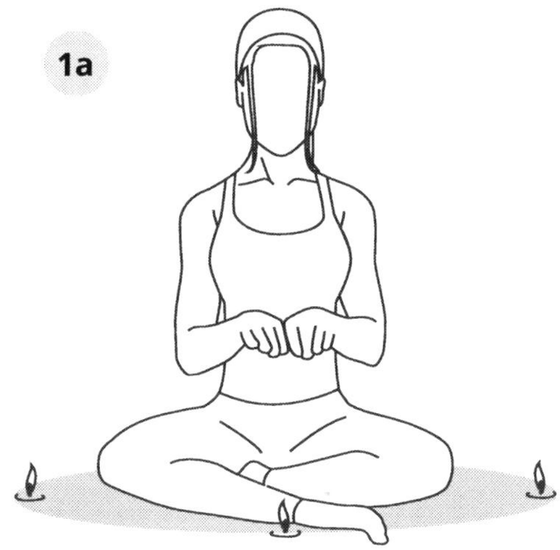

Diese Kriya besteht aus fünf Teilen, wobei du für jeden etwa drei Minuten Zeit einplanen solltest. Es dauert also in Summe nicht länger als 15 Minuten, um wieder Kraft und Entscheidungsfähigkeit zu erlangen.

1b

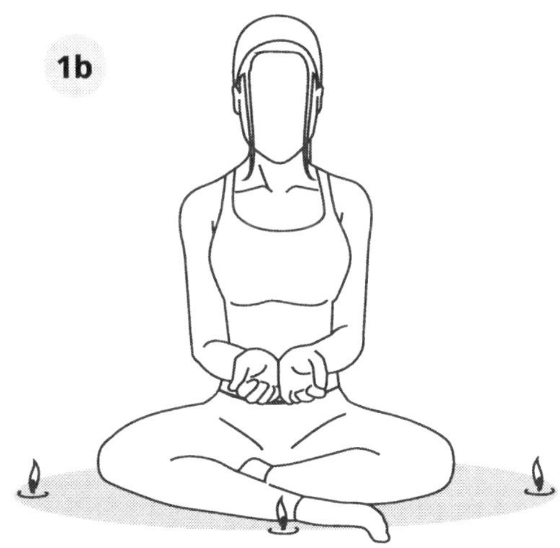

Du sitzt in einfacher Haltung. Deine Wirbelsäule ist in natürlicher Wölbung aufrecht, die Oberarme entspannt, die Ellbogen gebeugt.

1: Deine Handflächen sind vor der Brust. Schlage nun abwechselnd die Außenkanten der Hände und die Handkanten der Zeigefinger kraftvoll aneinander. Chante dazu *„Har"* („Kreative Unendlichkeit") und ziehe bei jedem Chant den Nabel nach innen.

2: Strecke nun deine Arme seitlich nach oben, so dass in etwa ein 60° Winkel entsteht. Strecke und spreize die Finger. Nun überkreuzt du die nach oben gestreckten Arme vor dem Gesicht, abwechselnd mit dem rechten und mit dem linken Arm weiter vorne – diesmal ohne zu chanten.

2a

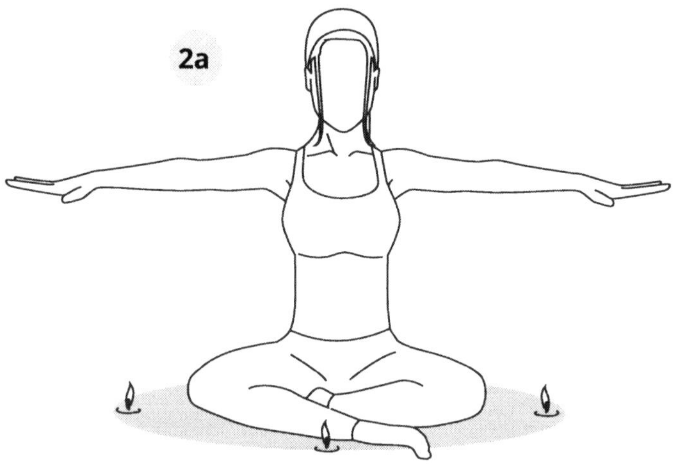

2b

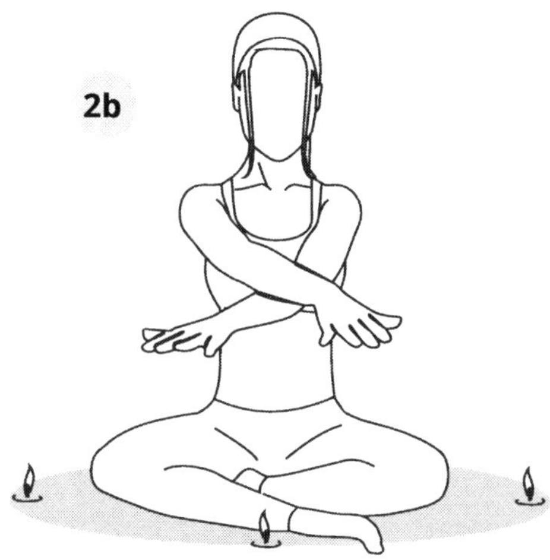

3: Halte die Arme v-förmig nach oben gestreckt, mache dabei aber eine Faust und drücke dabei fest auf die Daumen. Bewege nun die Arme in kleinen Kreisen kraftvoll nach hinten, so dass deine gesamte Wirbelsäule mitschwingt. Chante dabei *„God"* oder *„Good"*. Die Bedeutung dieses Mantras hängt tatsächlich mit dem englischen Wort für „Gott" zusammen und verbindet dich mit der universellen Allmacht.

3a

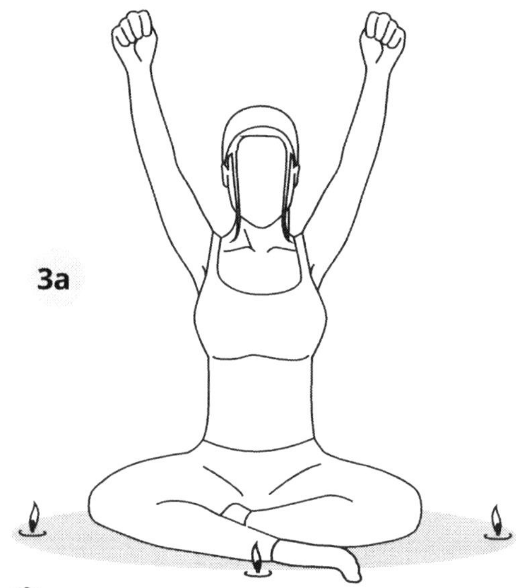

3b

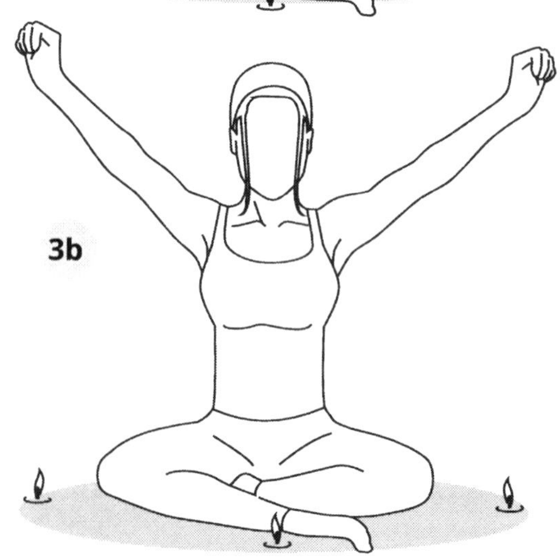

4: Nun hältst du die Hände wieder vor der Brust, in etwa auf der Höhe des Zwerchfells. Deine Ellbogen zeigen dabei seitlich nach außen, die Unterarme sind parallel zum Boden. Die Handflächen zeigen zum Körper. Nun bewege die rechte Hand einige Zentimeter nach oben, die linke nach unten. Dann die linke nach oben, die rechte abwärts. Chante dazu mit tiefer und monotoner Stimme *„Har Hare Hari Wahe Guru“* („Alle Aspekte der Schöpfung sind Glückseligkeit)“ – jeweils eine Minute lang laut, dann flüsternd und zuletzt pfeifend.

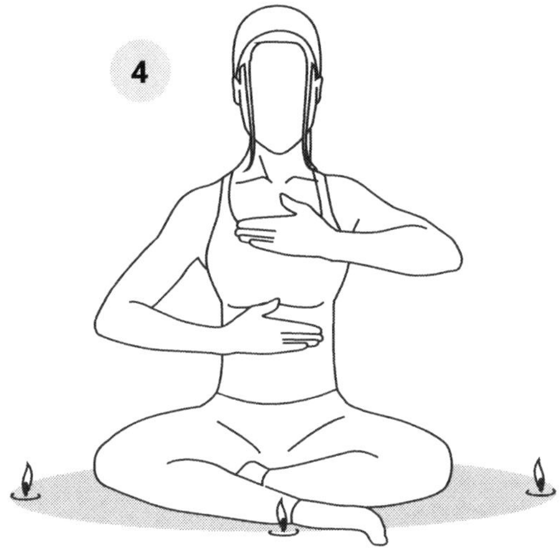

5: Zum Abschluss zeigen deine Ellbogen wieder nach außen, die Hände sind mittig vor dir, diesmal aber auf Schulterhöhe. Die Handflächen zeigen nach unten. Die Unterarme sind parallel zum Boden. Der Rücken ist aufrecht. Halte diese Position, schließe die Augen und Atme langsam und tief 20 Sekunden lang ein, halte den Atem 20 Sekunden lang an und atme dann 20 Sekunden lang aus.

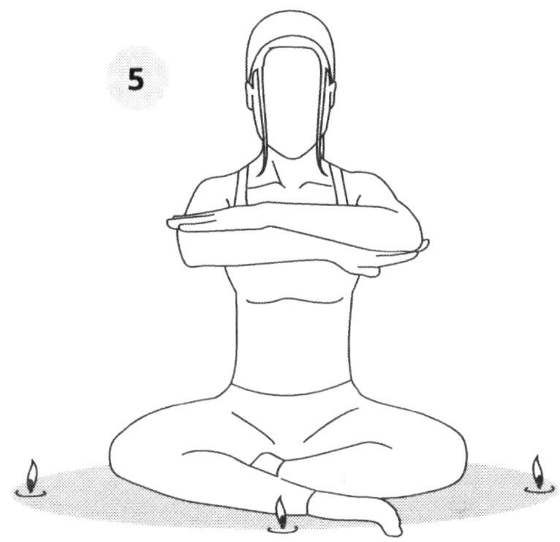

Chakra-Yoga im Kontext mit anderen Yoga-Arten

In diesem Buch haben wir uns detailliert mit den Einzelheiten rund um das Kundalini Yoga befasst und uns mit seinen Wirkungen und der Kundalini Praxis beschäftigt. Falls du Kundalini Yoga vertiefen möchtest, ist es sinnvoll mit einem Yoga-Meister zu praktizieren. Manchmal wird in der Regio zwar Yoga angeboten, jedoch nicht unbedingt Kundalini Yoga. Schließlich gibt es die verschiedensten Gründe, Yoga zu praktizieren. Die einen möchten Stress abbauen und beweglicher werden, andere möchten ihre Körperwahrnehmung steigern oder sich spirituell weiterentwickeln.

Yoga kann die verschiedensten Bedürfnisse abdecken. Grundlegend wird zwischen folgenden Schwerpunkten unterschieden:

- Jnana Yoga, das Yoga des Wissens
- Bhakti Yoga, das Yoga der Hingabe
- Raja Yoga, das Yoga der Gedankenkontrolle
- Karma Yoga, das Yoga des Dienens
- Hatha Yoga das Yoga der Körperarbeit
- Kundalini Yoga, das Yoga der Energieflüsse

Aus diesen Yoga-Arten haben sich im Laufe der Zeit unterschiedliche Stile entwickelt. Allen gemeinsam ist die Arbeit mit den Asanas, den Körperstellungen. Im Grunde genommen haben alle Yoga-Stile außerdem das Ziel, die universelle Lebensenergie anzuregen und zu wecken. Auch wenn in deinem Wohnort kein Kundalini- oder Chakra-Yoga angeboten wird, kannst du viele der Asanas auch in einem anderen Yoga-Kurs perfektionieren.

Unter den zahlreichen Yoga-Stilen, die es mittlerweile gibt, ist es jedoch nicht leicht, den Überblick zu behalten und sich für den richtigen zu entscheiden.

Wir möchten dir aber auch nicht andere Wege, Yoga zu praktizieren, vorenthalten. Deshalb werfen wir zum Abschluss noch einen Blick auf andere beliebte Yoga-Stile, und darauf, wie sie sich unterscheiden.

Um dir einen Überblick zu verschaffen und dir die Entscheidung zu erleichtern, ob ob ein anderer Yoga-Stil gut zu dir und deinem Einstieg in das Chakra-Yoga, folgt hier eine alphabetische Übersicht über die wichtigsten Yoga-Stile, die neben dem Kundalini Yoga derzeit in den Studios angeboten werden.

Anusara Yoga

Bei der modernen, fließenden Praxis des Anusara Yoga geht es darum, dass der Praktizierende mithilfe von biomechanischen Ausrichtungsprinzipien die für ihn ideale Körperhaltung findet. Man geht davon aus, dass es eine sogenannte „optimale Blaupause" für jeden Menschen gibt, die für ihn perfekt ist und ihm dabei helfen kann, sich mit seinem Herzchakra zu verbinden.

Ashtanga Yoga

Beim Ashtanga Vinyasa Yoga, das abgekürzt als Ashtanga Yoga bekannt ist, übt der Praktizierende festgelegte Serien, das heißt dynamische Übungsabfolgen. Aus dieser Yoga-Form haben sich einige andere dynamische Yoga-Stile entwickelt wie beispielsweise das Power Yoga. Beim Ashtanga Yoga bleiben Menschen, die nicht sonderlich fit sind, schnell auf der Strecke, denn die Übungsfolgen sind ziemlich anstrengend.

Bikram Yoga

Auch die Übungen, die beim Bikram Yoga praktiziert werden, sind schweißtreibend und körperlich anspruchsvoll. Die 26 Körperstellungen (Asanas) dieses Yoga-Stils werden als Abfolge in einem 38 °C heißen, verspiegelten Raum geübt. Das Schwitzen ist einkalkuliert, es soll dem Körper beim Entgiften helfen. Bikram Yoga eignet sich ebenfalls nur für Menschen, die fit genug und vor allem gesund sind. Ein niedriger oder zu hoher Blutdruck kann hier gefährlich werden.

Hatha Yoga

Hatha Yoga, dessen Bedeutung mit „kraftvoll und bewusst" übersetzt werden kann, wird bei uns im Westen am häufigsten angeboten und praktiziert, und das bereits seit fünfzig Jahren. Die Lehren dieses Yoga-Stils bilden die Grundlage für die meisten anderen Stile, Schulen und Yoga-Traditionen, die heute in den Yoga-Studios gelehrt werden.

Beim Hatha Yoga geht es um Körperstellungen (Asanas), verbunden mit Atemübungen (Pranayama), Meditation und geistige Entspannungsübungen. Die Techniken sind so ausgerichtet, dass sie mit dem Körper beginnen und darüber auf Atem und Geist übergehen. Normalerweise handelt es sich um langsam ausgeführte, entspannte Übungen und sind ideal für Anfänger geeignet, die sich mit der Ausführung und Wirkungsweise von Yoga-Übungen vertraut machen möchten.

Iyengar Yoga

Dieser Yoga-Stil ist körperbetont und fordernd. Die verschiedenen Asanas sind statisch gehalten und sehr präzise gestaltet. Der Körper soll auf diese Weise gedehnt und gekräftigt werden. Nicht selten kommen bei diesem Stil Hilfsmittel zur Anwendung, beispielsweise Klötze und Gurte. In Verbindung mit den Körperstellungen kommen Atemübungen (Pranayama) zum Einsatz. Iyengar Yoga eignet sich für Praktizierende, die an präziser Körperarbeit interessiert sind.

Sivananda Yoga

Dieser Yoga-Stil soll Körper, Geist und Seele stärken und harmonisieren. Um dieses Gleichgewicht zu erreichen, kommen Körperstellungen, Meditationen, Atem- und Entspannungsübungen sowie Ernährung zur Anwendung. Den Übenden wird die indische Vedanta-Philosophie nahegebracht. In der sogenannten Rishikesh-Reihe übt der Praktizierende zwölf festgelegte Yoga-Stellungen, die er in einer festgelegten Reihenfolge ausführt.

Viniyoga

Bei diesem Yoga-Stil wird die Yoga-Praxis an die Möglichkeiten und individuellen Ziele des jeweiligen Praktizierenden angepasst. Es kommen Körperstellungen, Atemübungen und Meditation zum Einsatz, die oft im Einzelunterricht erlernt werden. Dieser Stil eignet sich auch für Übende mit einem niedrigen Fitness-Level oder für jemanden mit körperlichen Einschränkungen.

Yin Yoga

Beim Yin Yoga hält der Praktizierende die jeweilige Stellung über einen längeren Zeitraum. Die Übungen sind statisch aufgebaut, es wird kaum Muskelaktivität eingesetzt. Es handelt sich um eine ruhige, entspannende und ausgleichende Praxis. Das Yin Yoga wird in vielen Yoga-Studios ergänzend zu dynamischen Stilen angeboten. Besonders erwähnenswert ist die entspannende Wirkung dieses Yoga-Stils auf die Faszien.

Yoga der Energie

Das Yoga der Energie arbeitet vorwiegend mit Visualisierungen und Energielenkungen. Großer Wert wird auf Achtsamkeit beim Üben gelegt, um die Körper- und Selbstwahrnehmung zu steigern. Auch beim Yoga der Energie können die Übungen und Übungsfolgen an die Leistungsfähigkeit und den Fitness-Level des Praktizierenden angepasst werden. Es eignet sich deshalb für jeden Interessenten.

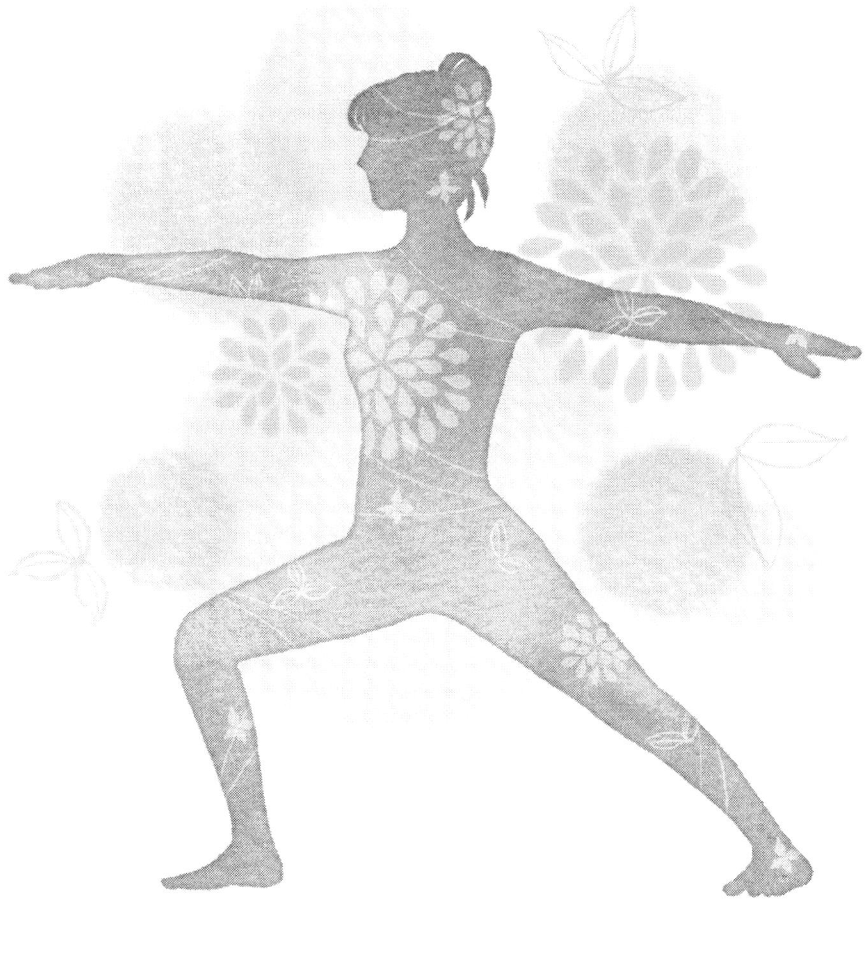

Bildlizensen

#190007323 @tanyabosyk

#429455343 @ FourLeafLover

#207886496 @kittikorn Ph.

#89533206 @Rasveta

#278723844 @veleri_kz

#290306108 @Kateryna Kovarzh

#423920302 @ iragraphics

#176198033 @ zanna26

#207258241 @Elena Panevkina

#348465329 @ vgorbash

#115165309 @DeoSum

#115708856 @Marina Zlochin

#268952806 @yanushkov

#80965983 @Sonya illustration

#93705144 @Sonya illustration

#216485601 @ Benjavisa Ruangvaree

#124945220 @HstrongART

#251675576 @ caribia

#258181739 @Design Couple

#412291162 @dariaustiugova

#321843691 @ yulia

#351026773 @ hatgirl

#417723939 @ Iryna

#118423590 @artinspiring

#101817361 @Benjavisa Ruangvaree

#128479178 @Benjavisa Ruangvaree

#258181808 @Design Couple

#249253099 @Chica

#350924610 @Avilika

Impressum

Zenit Verlagskreis LLC, 30 N Gould St Ste N,
82801 Sheridan, Wyoming, USA
Layout & Satz: Kendra Springer

1. Auflage 2022

978-3-949675-22-5

Rechtlicher Haftungsausschluss: Dieses Buch enthält Meinungen und Ideen des Autors und hat die Absicht, Menschen hilfreiches und informatives Wissen zu vermitteln. Die enthaltenen Anleitungen passen möglicherweise nicht für jeden Anwendungsfall, daher besteht keine Garantie, dass diese problemlos funktionieren. Die Benutzung dieses Buches und die Umsetzung der darin enthaltenen Informationen erfolgen ausdrücklich auf eigenes Risiko. Haftungsansprüche gegenüber dem Verleger und Autor für Schäden materieller oder ideeller Art, die durch die Nutzung fehlerhafter und / oder unvollständiger Informationen verursacht wurden, sind ausdrücklich ausgeschlossen. Das Werk – inklusiver aller Inhalte – gewährt keine Garantie oder Gewähr für Aktualität, Korrektheit, Vollständigkeit und Qualität der bereitgestellten Informationen. Druckfehler und Fehlinformationen können nicht vollständig ausgeschlossen werden. Bei gesundheitlichen Fragen, Beschwerden oder Problemen konsultieren Sie immer Ihren Arzt!

Bevor du das Buch weglegst, noch eine Bitte!

Es gibt viele tausend Ratgeber und oft ist es schwer, den für sich passenden zu finden. Hilfreich sind hierbei ehrliche und aussagekräftige Rezensionen. Daher ist unsere Bitte:

Hilf anderen Kunden, unseren Ratgeber zu finden und erleichtere ihnen die Kaufentscheidung.

Nimm dir einen Moment Zeit und logge dich auf Amazon ein.

Navigiere zu »Meine Bestellungen« und klicke neben dem Buchtitel auf »Schreiben Sie eine Produktrezension«.

Vielen Dank!

PS: Bei weiteren Fragen oder Anregungen erreichst du uns auch unter namastee.verlag@gmail.com

Printed in Poland
by Amazon Fulfillment
Poland Sp. z o.o., Wrocław

31818871R00107